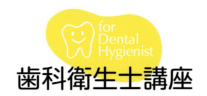

歯科衛生士講座

障害者歯科学

第2版

編集主幹

緒方克也

柿木保明

編集

一戸達也

白川哲夫

關田俊介

筒井　睦

弘中祥司

八若保孝

永末書店

著者一覧

石黒千代栄	新潟県歯科医師会 障害者歯科センター 歯科衛生士
一戸達也	東京歯科大学 副学長、歯科麻酔学講座 教授
遠藤眞美	日本大学松戸歯学部 障害者歯科学講座 専任講師
大島邦子	新潟大学医歯学総合病院 小児歯科障がい者歯科 病院准教授
緒方克也	医療法人発達歯科会 おがた小児歯科医院
柿木保明	九州歯科大学歯学部歯学科 老年障害者歯科学分野 教授
久保田智彦	社会福祉法人若楠 療育医療センター 若楠療育園 歯科部長
玄 景華	朝日大学歯学部 口腔病態医療学講座障害者歯科学分野 教授
白川哲夫	日本大学歯学部 小児歯科学講座 教授
關田俊介	鶴見大学歯学部 歯科麻酔学講座 臨床教授
筒井 睦	梅花女子大学看護保健学部 口腔保健学科 教授
寺田ハルカ	医療法人発達歯科会 おがた小児歯科医院 歯科衛生士
西﨑智子	社会福祉法人 JOY 明日への息吹 児童発達支援センター joy ひこばえ 副施設長
野本たかと	日本大学松戸歯学部 障害者歯科学講座 教授
弘中祥司	昭和大学歯学部 スペシャルニーズ口腔医学講座口腔衛生学部門 教授
村上旬平	大阪大学歯学部附属病院 障害者歯科治療部 講師
八若保孝	北海道大学大学院歯学研究院 口腔機能学分野小児・障害者歯科学教室 教授

(五十音順)

イラスト協力
田邊由衣子　医療法人新生会 うりわり歯科診療所

序文

　歯科衛生士養成のための教育と歯科衛生士国家試験のなかに障害者歯科学が組み込まれ、試験問題も複数題が出題されるようになりました。その意味するところは、障害者への歯科サービスの広がりとともに、歯科衛生士の資格において、障害者の口腔の健康を支援することの必要性が求められているということです。おりしも、歯科口腔保健法では障害者の歯科検診と歯科保健の維持が唱えられ、一方で、第三次障害者基本計画では障害者歯科の専門的ケアが求められました。それらの社会的背景をみても、歯科衛生士に求められている障害者への関心と理解、障害者歯科の知識と技術は歯科衛生士として必須と思われます。

　歯科医療は、地域医療を中心として地域住民の歯科的な健康が築かれます。障害者にとって、地域の歯科医療は大切な社会資源です。そして、障害者福祉も地域福祉を中心として展開されています。障害者の口腔が健康であるためには、地域の歯科医療と地域福祉のプログラムが一緒になって、障害者を支援することが必要です。したがって、歯科衛生士養成校では障害者歯科の講義を設け、地域の歯科診療所や病院歯科で障害者の口腔の健康を支援し管理するための基礎知識と技術を教授することが求められています。

　歯科衛生士のための障害者歯科の教科書は、これまでにいくつかみられますが、障害者福祉や用語の改正などが進み、一部でそぐわない表現や用語が生じてきました。そこで、この新しい教科書は国家試験の出題傾向をみながら、そして、新しい障害者福祉の制度と用語に改めて編集を行い、歯科衛生士として知っておいていただきたい内容を中心に、また、歯科衛生士となってからも、必要に応じて再度読み直して役に立つことを念頭におきながら編集しました。

　障害者歯科とは、障害者福祉のなかにある歯科医療といってもいいと思います。障害者歯科といっても、行うことは歯科そのものですが、対象となる患者は障害者であり、障害者とは障害や日常生活や社会生活が相当に制限されている人ですから、その制限のなかで可能な歯科医療を提供することです。制限とは不自由さであり、障害者からすると困り感そのものです。ですから、患者である障害者の困り感に寄り添った歯科保健の支援が障害者歯科であり、障害者の口腔の健康支援そのものです。歯科衛生士はその専門性を用いて、それぞれの職場で障害者の健康支援を行う立場であり、そのことは歯科衛生士としての誇りでもあります。

　第2版の特徴は、初版に引き続き最新の情報をもとに編集されているところにありますが、各著者も障害者歯科医療の現場で先頭に立って活躍している方々です。その豊富な経験から、必要な知識が無駄なく書かれており、歯科衛生士養成校の学生にとって読んで理解しやすい教科書です。執筆いただいた各著者に感謝申し上げるとともに、多くの学生諸君に有意義であること、さらにその知識が多くの障害者たちに届けられることを信じてやみません。

2019年3月

編集主幹　緒方克也

柿木保明

目次

第1章　障害と社会福祉

1. 障害の概念と分類 2
2. ノーマライゼーション（normalization） 3
3. わが国の障害者福祉 3
4. WHO の障害者の定義 4
5. 障害者の医療制度 5
障害者歯科の現場から 6

第2章　地域医療と障害者歯科

1. 障害者歯科医療の概念 10
2. 地域で診る障害者の歯科医療 11

第3章　歯科衛生士と障害者歯科学

1. 障害者歯科での歯科衛生士の役割 14
　①障害者歯科の歯科衛生士の役割　14 ／②歯科衛生士が行う特別な配慮　14 ／
　③障害者歯科の歯科衛生士に必要な知識　15
2. 障害福祉サービス事業所と歯科衛生士 16
　①歯科医療機関への受診と障害福祉サービス利用　16 ／
　②障害福祉サービス事業所との連携　17
障害者歯科の現場から 19

第4章　障害の分類と特徴

1. 障害の分類 24
　①身体障害　24 ／②知的障害（精神遅滞）　26 ／③精神障害　27 ／
　④神経発達症（発達障害）　28 ／⑤高次脳機能障害　28 ／⑥特定疾患（難病）　29
2. 知的障害（精神遅滞）と口腔の特徴 29
　①原因　30 ／②心理と行動　30 ／③知的障害のある人の歯科的特徴　32 ／
　④歯科での対応　32 ／⑤知的障害を併発する障害　32
3. 身体障害と口腔の特徴 35
　①身体障害のいろいろ　35 ／②身体障害の原因　35
4. 身体障害を呈する疾患と口腔 39
　①脳性麻痺　39 ／②筋萎縮性側索硬化症（ALS）　42 ／③重症心身障害　43 ／
　④感覚器障害　44 ／⑤内部臓器障害　46 ／⑥口腔・顔面の奇形　47 ／⑦その他の障害　48
5. 精神障害と口腔所見 49
　①統合失調症（schizophrenia）　49 ／②うつ　50 ／③認知症　51 ／
　④神経発達症（発達障害）　53
6. 高次脳機能障害 56
　①高次脳機能障害の原因と症状　56 ／②注意障害　57 ／③記憶障害　57 ／

iv

④遂行機能障害　57 ／⑤行動と感情の障害　57 ／⑥半側空間無視　58 ／⑦失語症　58

7. 特定疾患（難病） ──────────────────────── 59
①特定疾患（難病）の定義　59 ／②口腔に症状のある難病　60

8. その他の障害 ──────────────────────────── 62
①脳・神経疾患：てんかん　62 ／②心因性疾患：摂食障害　63 ／
③廃用症候群（disuse syndrome）　64

障害者歯科の現場から ─────────────────────── 66

第5章　障害者歯科の診療補助

1. 初診時の対応と診療補助 ─────────────────── 70
①医療面接でわかること　70 ／②診療計画と歯科衛生士の役割　71 ／
③障害についての把握　72

2. 再診時の対応 ──────────────────────────── 73
①事前の準備　73 ／②治療内容の掌握　73 ／③チェアサイドの診療補助　75 ／
④治療や処置後の配慮　76

3. 診療補助に必要な配慮 ─────────────────── 78
①知的障害者、自閉スペクトラム症者、脳性麻痺者における歯科診療補助の配慮点　78 ／
②脳卒中後遺症患者の診療補助に必要な配慮　78

4. 薬物を用いた行動調整時の診療補助 ────────── 80
①笑気吸入鎮静法の診療補助　80 ／②静脈内鎮静法での診療補助　81 ／③全身麻酔の診療補助　83

障害者歯科の現場から ─────────────────────── 85

第6章　歯科衛生士と医療安全

1. 全身管理が必要な障害者 ─────────────────── 88
①全身管理の意味とリスクマネジメント　88 ／②障害別の全身管理　89

2. 全身管理の基本知識 ─────────────────────── 91
①リスク評価　91 ／②呼吸の見方　93 ／③循環の見方　94

3. 全身管理の診療補助 ─────────────────────── 96
①管理の記録　96 ／②救急処置の準備　97

4. 全身症状への対応 ──────────────────────── 100
①てんかん発作　100 ／②呼吸不全　101 ／③心筋虚血　102 ／④脳卒中　103 ／
⑤窒息と誤飲・誤嚥　104

5. 感染予防 ─────────────────────────────── 106
①標準予防策（スタンダードプレコーション）　106 ／②障害者歯科の感染対策　106

第7章　行動調整とコミュニケーションの確立

1. いろいろな行動調整の技法 ───────────────── 110
①基本的な行動調整　110 ／②特別な行動調整　112 ／③構造化と視覚支援　114

v

第8章　障害者への歯科保健指導と管理

1. 障害者の歯と口腔ケアと健康管理 ————————————————— 118
　①口腔ケアの基本的な考え方　118 ／②口腔ケアの特殊性　120 ／
　③口腔ケアの支援システム　122

2. 障害者の歯の刷掃指導 ————————————————————————— 126
　①知的障害者の歯磨き（ブラッシング）　126 ／
　②自閉スペクトラム症（自閉性障害）者の歯磨き（ブラッシング）　130 ／
　③脳性麻痺者の歯磨き（ブラッシング）　131 ／④視覚障害者の歯磨き（ブラッシング）　133 ／
　⑤精神障害者の歯磨き（ブラッシング）　134 ／
　⑥神経発達症（発達障害）者の歯磨き（ブラッシング）　135

3. 障害者の健康支援と継続管理 ————————————————————— 136
　①障害別の管理の要点　136 ／②障害者歯科と歯科衛生過程　139 ／歯科衛生過程　140

4. 障害者施設・学校での指導 —————————————————————— 145
　①児童生徒、施設利用者への指導　145 ／②施設職員への歯科保健指導　146 ／
　③特別支援教育と歯科衛生士　147

5. 障害者施設の歯科管理 ————————————————————————— 148
　①口腔健康管理と歯科衛生士　148 ／②障害者施設での指導　148

第9章　障害者への機能訓練

1. 摂食機能療法（摂食嚥下リハビリテーション）————————————— 152
　①間接訓練　153 ／②直接訓練　157

2. 言葉の障害と機能訓練 ————————————————————————— 160
　①言葉の役割　160 ／②いろいろな言葉の障害と機能訓練　161

障害者歯科の現場から ———————————————————————————— 164

第10章　障害者歯科の予防処置

1. う蝕予防 ——————————————————————————————————— 168
　①う蝕予防のホームケア　168 ／②シーラント処置の適応　169 ／③重症う蝕の原因　170

2. 歯周病の予防 ————————————————————————————————— 171
　①歯科医師とのチームワーク　171 ／②障害と歯周病の関係　172 ／
　③歯周病の予防処置と管理　174 ／④歯周治療の限界　175

第11章　医療連携と福祉との連携

1. 医療連携と連携医療 ——————————————————————————— 178
　①医療連携　178 ／②連携医療　178

2. 障害者関連の他職種 ——————————————————————————— 179

3. 他の機関への依頼、紹介状 ——————————————————————— 180

4. 障害者歯科のなかの福祉 ———————————————————————— 181

索引 ——————————————————————————————————————— 183

第1章
障害と社会福祉

1. 障害の概念と分類
2. ノーマライゼーション
3. わが国の障害者福祉
4. WHO の障害者の定義
5. 障害者の医療制度

障害者歯科の現場から

・知的障害者は健康をどう捉えているか
・「きれい」の意味を踏まえた歯磨きはいつからできるのか

第1章 障害と社会福祉

1 障害の概念と分類

おぼえよう

①障害者の定義を記した法律は、障害者基本法である。
②障害は、身体障害、知的障害（精神遅滞）、精神障害、その他心身の機能障害に分類されている。

わが国の障害者の定義は、障害者基本法の第二条に、以下のように書かれている。障害者を理解するためには、まずこの定義を理解することから始まる。

「障害者：身体障害、知的障害、精神障害（発達障害を含む）その他の心身の機能の障害（以下「障害」と総称する）がある者であって、障害および社会的障壁により継続的に日常生活又は社会生活に相当な制限を受ける状態にあるものをいう。」（第二条第一号）

「社会的障壁：障害がある者にとって日常生活又は社会生活を営む上で障壁となるような社会における事物、制度、慣行、観念その他一切のものをいう。」（第二条第二号）

さらに、各障害の程度は以下のように分類されている。

①身体障害は表1のように分類され、それぞれ障害程度等級（最重度の1級から軽度の7級まで）が与えられ、該当者には申請によって身体障害者手帳が交付されている。
②知的障害は、精神年齢（IQなど）によって重度Aから軽度Bに分けられ、申請によって療育手帳（東京都では「愛の手帳」と呼ぶ）が交付される。
③精神障害は表2の精神疾患や発達障害が含まれ、診断によって重度の1級から軽度の3級までに分類され、申請によって精神障害保健福祉手帳（手帳の表記は「障害者手帳」）が交付される。
④その他の心身の機能の障害とは、高次脳機能障害や難病を指している。

障害者基本法

社会的障壁

身体障害者手帳

知的障害
本書では、「精神遅滞」「知的能力障害」を「知的障害」に統一している。

療育手帳
→ p.137 MEMO「療育手帳とは」参照。

精神障害保健福祉手帳

表1　身体障害の分類

種別	視覚障害	聴覚または平衡機能障害		音声機能、言語機能または咀嚼機能の障害	肢体不自由			
^	^	聴覚障害	平衡機能障害	^	上肢	下肢	体幹	乳幼児期以前の非進行性の脳病変による運動機能障害
^	^	^	^	^	^	^	^	上肢機能 / 移動機能

種別	心臓、腎臓もしくは呼吸器または膀胱もしくは直腸もしくは小腸もしくはヒト免疫不全ウイルスによる免疫機能の障害				
^	心臓機能障害	腎臓機能障害	呼吸器機能障害	膀胱または直腸機能障害	小腸機能障害	ヒト免疫不全ウイルスによる免疫機能の障害

表2　精神障害の分類

疾患	精神疾患				中毒精神病						その他の精神疾患
	統合失調症	躁うつ病	非定型精神病	てんかん	嗜好品	有機溶剤	医薬品				食行動異常・発達障害その他
					アルコール	産業化合物	麻薬	覚醒剤	コカイン	向精神薬	

2　ノーマライゼーション（normalization）

おぼえよう

① ノーマライゼーションは、デンマークのバンク・ミケルセンが提唱した。
② ノーマライゼーションとは、障害のある人たちに、障害のない人たちと同じ生活条件をつくり出すことである。

　1950年代にデンマークの社会運動家バンク・ミケルセン（Bank-Mikkelsen）が提唱した運動である。定義は、「障害のある人たちに、障害のない人たちと同じ生活条件をつくり出すこと。障害がある人を障害のない人と同じノーマルにすることではなく、人々が普通に生活している条件が障害者に対しノーマルであるようにすること。自分が障害者になったときにしてほしいことをすること」としている。

　これは「障害者・高齢者」を区別して生活するのではなくて、健常者と一緒に自然に共生できるような社会基盤を整えていこうとする実践的な福祉思想であり、「隔離施設でのサービスから地域社会での共生へ」が1つの中心理念となっている。この思想は、北欧からアメリカに渡り全世界に広がった。近年、日本もこの考え方に沿った福祉政策を展開している。

ノーマライゼーション
バンク・ミケルセン

3　わが国の障害者福祉

　わが国の障害者福祉は、第二次世界大戦の終結後に徐々に整えられた。1947（昭和22）年の児童福祉法をはじめとして、身体障害者福祉法、精神衛生法、社会福祉事業法、精神薄弱者福祉法などが制定され、1970（昭和45）年に心身障害者対策基本法が交付された。このような法律の整備に伴い、障害者への福祉サービスの提供や社会保障が進められた。そして、1993（平成5）年12月3日に心身障害者対策基本法を障害者基本法と改訂して施行され、12月3

第1章　障害と社会福祉

日からの1週間を「障害者週間」と位置づけ、毎年12月9日を「障害者の日」と定めた。この法律はさらに改訂され、2011（平成23）年の改正で次のような共生の理念と差別の禁止が明示され、今日の障害者福祉の基本的な考え方となっている。

障害者週間
障害者の日

「全ての国民が、障害の有無によって分け隔てられることなく、相互に人格と個性を尊重し合いながら共生する社会を実現するため、障害者の自立及び社会参加の支援等のための施策に関し、基本原則を定め……」（第一条・目的）

「全て障害者は、社会を構成する一員として社会、経済、文化その他あらゆる分野の活動に参加する機会が確保されること。全て障害者は、可能な限り、どこで誰と生活するかについての選択の機会が確保され、地域社会において他の人々と共生することを妨げられないこと。（略）」（第三条・地域社会における共生等）

「何人も、障害者に対して、障害を理由として、差別することその他の権利利益を侵害する行為をしてはならない。」（第四条・差別の禁止）

これらの法律に加えて、2006（平成18）年に障害者の自立を目的とした障害者自立支援法が制定され、身体、知的、精神を一元化した障害者への福祉サービス提供が行われることとなった。この法律は改正を加えられ、2013（平成25）年に障害者総合支援法として施行された。2014年には、国連が制定した障害者権利条約を批准し、障害者差別解消法、障害者虐待防止法などといった障害者の人権に配慮した法律が施行された。

障害者総合支援法
障害者権利条約

このように、わが国の障害者福祉は、障害者を一人の個人として社会が受け入れるという考えで進められているが、依然として一部で差別や人権侵害がみられる。

4 WHO の障害者の定義

おぼえよう

①国際生活機能分類は、人間の生活機能と障害について、「心身機能・身体構造」「活動」「参加」の3つの次元、および「環境因子」などの影響を及ぼす因子で構成されている。

WHO は、1980年に国際障害分類（ICIDH）において、障害の3つのレベルとして機能障害・能力障害・社会的不利を挙げた。この考え方はわかりやすいものであったが、障害を前提としたマイナス部分を分類する考え方であったため、これをプラスの面を分類する方法に修正した。それが国際生活機能分類―国際障害分類改訂版（International Classification of Functioning, Disability and

国際障害分類

国際生活機能分類

4

Health：ICF）である。ICF 分類の目的は、人間は社会的活動を行うものということを前提として、それを妨げている因子は何かを見つけ、活動のために必要な支援の質と量を見出すことにある。そのために ICF は、人間の生活機能と障害に関して、アルファベットと数字を組み合わせた方式で分類するものであり、人間の生活機能と障害について「心身機能・身体構造」「活動」「参加」の3つの次元、および「環境因子」等の影響を及ぼす因子で構成されている（図1）。

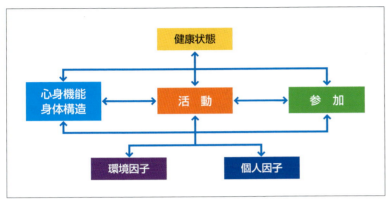

図1　WHO の ICF（国際生活機能分類）の考え方（2001）

5　障害者の医療制度

　障害者の医療制度は原則として一般と変わりはない。つまり、国民健康保険や社会保険の適応により、医療費の3割を支払う。しかし、重度の身体障害者、重度の知的障害者では、都道府県によって定額（およそ500円程度）の月額支払のみという都道府県が多い。また、身体障害のための補装具、身体障害者用の坐位保持椅子、口唇・口蓋裂の手術と矯正歯科治療、ダウン症候群の矯正歯科治療などは、障害者総合支援法による総合支援医療費として費用の1割の負担のみで可能とされている。つまり、障害者と直接関連する疾患の処置、手術、治療用の装具には、福祉の考えの治療費負担が用意されている。

　歯科医療では、医療保険に**障害者加算**が認められており、初診時に診査に協力できない障害者に、行動療法、行動形成、視覚支援といった手法を用いたとき導入加算が認められ、また、再診時に治療が困難である場合も加算が認められている。さらに、障害者であるため治療が困難な処置に対して50％の加算が認められているが、その分、治療費の患者負担が増すという矛盾も生じている。また、専門性の高い歯科医療機関への紹介や、その逆の紹介にも加算が認められ、障害者を得意とする歯科医療機関だけでなく、地域との連携で障害者の歯科保健を確保する体制がとられている。

障害者加算

（緒方克也）

障害者歯科の現場から

知的障害者は健康をどう捉えているか

寺田ハルカ（おがた小児歯科医院 歯科衛生士）

知的障害のある障害児・者の健康の概念の理解

世界保健機関（WHO）の憲章（1946年）は、健康の定義を「病気がなく、身体的・精神的に良好な状態だけでなく、さらに、社会的にも環境的にも良好な状態である」としています。健康の概念については通常教育のなかの高等教育の保健体育の教科のなかで初めて学習することがわかりました。このことは、健康の概念獲得には、高等学校以上の能力が必要であることを意味しています。

そこで、神経発達症（発達障害）または軽度の知的障害のある特別支援学校高等学園の生徒と、通常の高等学校の生徒を対象に、健康に対する意識の調査を行いました。

調査の方法は、健常者を対象として、**表1**に示した各カテゴリー別の5つの語句から、健康と関係すると思われる語句を選択するという方法で調査しました。結果は、**表2**のように、特別支援群は健常群より健康関連語の選択率が有意に低く、特別支援高校生と通常高校生では健康の概念獲得状況に差が認められました。つまり、特別支援群では、身体的と精神的で、健常な生徒に比べて健康の概念をしっかり理解できていなかったということです。

以上により、神経発達症（発達障害）児や軽度な知的障害児では、定型発達児に比べて健康の概念形成が停滞していることが示されました。さらに、健康の概念形成にはIQでいうと80程度以上の発達レベルが必要であることを意味しており、それは年齢でいうと16歳程度の発達が必要ということになります。そして、IQ70以下の知的障害のある障害児・者は健康とは何かを理解しにくく、健康を目的とした保健行動につながりにくいということになります。しかし、健康の概念の理解が乏しくても、保健という健康行動の習慣づけによって、歯科保健の向上を維持できます。歯科衛生士は、このような心理学でいう発達の理論を理解しながら、根拠に基づいた歯科保健の支援を考えなくてはなりません。

表1 設定した質問項目

身体的健康	精神的健康	社会的健康
(1) よくねむれる	(1) 元気がある	(1) いじめられること
(2) ゲームが好き	(2) 気持ちが悪い	(2) 職場の仲間に支えられていること
(3) 運動をする	(3) とてもうれしい	(3) 映画をみること
(4) よく食べる	(4) とても大きい	(4) 仲のいいともだちがいること
(5) 夕焼けがきれい	(5) 笑いたいとき	(5) 学校での生活のこと

（下線は予備調査で高頻度にみられた健康関連語）

表2 特別支援群・通常群間の健康関連語の選択率および平均選択率の比較（各カテゴリー別）

カテゴリー	特別支援群選択率 （n = 84）	通常群選択率 （n = 194）	検定
身体的健康	69.0%（58）	89.2%（173）	***
精神的健康	71.4%（60）	88.1%（171）	***
社会的健康	76.2%（64）	79.4%（154）	N.S.
平均選択率	72.2%	85.6%	**

選択率：χ^2-test, ***$P < 0.001$
平均選択率：Cochran-Armitage-test, **$P < 0.01$
（ ）内は人数

参考文献

A）寺田ハルカ，丸山たかねほか：精神遅滞児における健康の概念形成について．障歯誌 2010；31（2）：164-171.

「きれい」の意味を踏まえた歯磨きはいつからできるのか

寺田ハルカ（おがた小児歯科医院 歯科衛生士）

幼児や知的障害者は、3つの「きれい」を使い分けているか

歯科衛生士は、歯磨き指導のなかで「きれいに」という言葉をしばしば使います。しかし、「きれい」という言葉にはいくつかの意味があり、その意味を弁別して理解できるのは何歳からかを知ったうえで、「きれい」を指導に用いてほしいと思います。

「きれい」は手を洗う、歯を磨く、髪を洗うなどの細菌学的なきれい（clean）の意味と、「きれいな花」というときの造形・色彩的なきれい（beautiful）、そして「この難しい問題をよくきれいに解いたね」の整理整頓としてのきれい（clear）の3つの意味があります。この3つを弁別するのは、何歳からかを知って歯磨き指導することが大切です。そして、幼児や知的障害者については、日常生活でしばしば使うこの3つの「きれい」を使い分けているかを知ったうえで、歯磨き指導をしたいものです。

3つのカテゴリーの「きれい」と無意味な図をおりまぜた9枚の絵カードから、「きれい」を意味するカードを選択するという方法で調査しました。また、各カテゴリー別にも「きれい」を意味するカードを選択できるかを見ました。その結果、三つのカテゴリーの「きれい」を95％以上の通過率で弁別可能な年齢は、7歳から8歳にかけてであることがわかりました。

この結果の意味は、8歳以下の小児や8歳以下の発達の知的障害者に「もっときれいに磨きましょう」と言っても、明確に清潔を意味した「きれい」とは理解しておらず、漠然とした「きれい」として捉えているということです。それでは、口腔清掃の効果は期待できません。それでも歯磨きのきっかけとして、「外から帰ったらうがいと手洗いをしよう」と同じように、「食べたら磨こう」や「寝る前には歯を磨きましょう」は、保健行動として意味があります。

このように、8歳以上の精神発達が「きれい」の弁別に必要とされています。つまり、20歳のとき、8歳の発達というとIQ40ですから、IQ35以下である重度知的障害者では「きれい」の言葉の正確な意味は理解できないことになります。「きれいに磨こう」といっても、その意味がイメージできていないということです。その結果、清潔を意識した歯磨きでなく、きわめて儀式的な歯磨きになってしまい、歯垢の除去効果の少ない、あるいは限定された場所のみの歯磨きになっているという理由です。そのようなことを知って、つまりEBMに基づいた障害者の刷掃指導を行うことが大切です。

ところで、きれいにはもう1つの意味があります。それは、「あの人の心はきれいだね」のきれいで、pureの意味です。純粋、率直、掛値のないという意味です。このきれいがわかるのは思春期になってであり、人間の心の複雑さを感じた後ではないでしょうか。

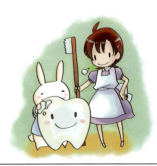

参考文献
A) 道脇信恵, 緒方克也：児童および精神遅滞者における清潔の概念獲得に関する研究―第2報 精神遅滞者における清潔の概念形成について. 障歯誌 1999；20（1）：21-30.

第1章　障害と社会福祉

やってみよう

以下の問いに○×で答えてみよう（解答は巻末）

1. 障害者の定義が述べられている法律は、障害者基本法である。
2. 障害とは、身体障害、知的障害、精神障害、その他の心身の機能の障害に分類されている。
3. 発達障害は知的障害に含まれる。
4. 障害者とは、障害および社会的障壁のため、継続的に日常生活または社会生活に相当な制限を受ける状態にあるものをいう。
5. 社会的障壁とは、障害があるものにとって、日常生活または消費生活を営むうえで、障壁となるような社会における物事、制度、習慣、観念その他一切のものをいう。
6. 知的障害者には、療育手帳（愛の手帳）が渡され、精神年齢（IQなど）によって、重度のAと、軽度・中程度のBに分かれている。
7. ノーマライゼーションは、デンマークのバンク・ミケルセンによって提唱された。
8. 障害者の日は、毎年6月3日からの一週間である。
9. WHOの国際生活機能分類（ICF）は、人間は社会生活を行うものという前提のもとに、その支援の質と量を探すことを目的としたものである。
10. 障害者総合支援法は、障害者の年金給付を定めた法律である。

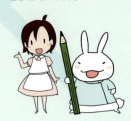

第2章
地域医療と障害者歯科

1. 障害者歯科医療の概念
2. 地域で診る障害者の歯科医療

1 障害者歯科医療の概念

おぼえよう

①障害者歯科は、スペシャルニーズ歯科ともいう。
②障害者歯科の特異性は医療安全、診断と治療計画、行動調整、歯科保健の支援にある。
③障害者歯科では、障害者の最善の利益を護る医療を提供する。
④口腔の健康についてのプランを提示し、それを支援する考えを心においた歯科医療の提供が障害者歯科である。

　障害者の歯科医療は、地域の歯科診療所を中心として広く行われている（図1）。わが国では昭和40年代からこの領域が注目され始め、徐々に活動が始まった。大阪府の歯科医師会が会の事業として肢体歯科診療センターを開設し、続いて京都府歯科医師会が歯科サービスセンターを開設して、障害者の歯科治療を開始した。いずれも、地域の歯科医師の活動であったが、専門的なものではなかった。

　歯科大学での診療は、日本大学松戸歯学部に特殊診療科（上原進教授）が開設され、続いて松本歯科大学（笠原浩教授）、福岡歯科大学、東京医科歯科大学、神奈川歯科大学に障害者歯科学講座が開設された。同時に、全国の歯科医師会の口腔保健センターで障害者歯科診療の取り組みが開始され、診療内容も次第に高度になったが、一方で活動が次第に高齢者にシフトしたセンターもみられる。

　1984（昭和59）年には、名称変更ののち日本障害者歯科学会が誕生し、2003（平成15）年には学会認定医制度、平成29年度からは専門医制度が発足、また平成20年度には、学会が試験によって審査し、合格者に対して日本歯科衛生士会が認定するという認定歯科衛生士制度が誕生した。

　障害者歯科とは、単に歯科疾患をもった障害者の歯科治療を行うことではない。障害者歯科はスペシャルニーズ歯科ともいうように、歯科治療の何かにスペシャルニーズが必要な歯科医療である。スペシャルニーズとは特別な配慮である。特別な配慮は次の4つで

口腔保健センター

認定歯科衛生士制度
障害者歯科
スペシャルニーズ歯科
特別な配慮

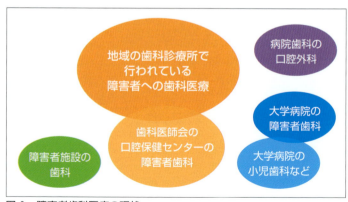

図1　障害者歯科医療の現状
地域で診られている障害者が最も多い。

ある。

①医療安全

障害者によっては、てんかんの発作、重症障害児の強い筋緊張によって生じる呼吸障害、ダウン症候群の易感染や心奇形に対する循環の管理、喘息発作への対応など全身状態への配慮が必要となる。

②歯科疾患の診断や治療計画、材料の選択、機能障害の診断と治療計画

障害者歯科では、疾患の診断や治療方針に特別な配慮を有することがある。また、義歯などの設計、使用材料にも特別な配慮が必要な場合がある。さらに、摂食嚥下機能障害に対する診断、リハビリテーションの計画にも特別な配慮が必要である。

③行動調整とコミュニケーション

知的障害のため、言葉の理解が不十分な障害者や、歯科治療の理解を示さない患者に対しては、行動のコントロールや治療のための特別な配慮や支援が必要である。

④歯科保健への支援

清潔の意味を理解できず、健康の認識も薄い障害者や、肢体不自由のために口腔の清潔が維持できない障害者へは、健康づくりや維持のための支援が必要である。歯磨きの指導や介助、継続的な健康管理によって健康を維持する。

このように、障害者歯科はその専門性とは別に、口腔疾患の治療だけでなく、本人の最善の利益を考えて健康づくりを中心とした歯科医療を提供することが求められる。つまり、障害者歯科とは、障害者を対象として、障害者の健康な生活を支援するために必要なリハビリテーションを含めた歯科医療を提供するとともに、その人の生き方に沿った口や歯の健康のプランを提示し、それを支援する考えを心において、障害の特性に配慮した歯科医療を提供することである。

> **特別な配慮**
> → p.14「②歯科衛生士が行う特別な配慮」参照。

医療安全

歯科疾患の診断
機能障害の診断

行動調整

歯科保健への支援

継続的な健康管理

最善の利益

---

2 | 地域で診る障害者の歯科医療

地域医療は、医療の基本であり中心といえる。障害者歯科も同様で、地域の歯科診療所でかかりつけの歯科としての機能が求められる。障害者は、口腔の自己管理が苦手で、できていないことが多い。あるいは、わが子の障害を想い悩み、口腔の管理まで気が回らないこともある。そこで、地域の歯科診療所には、障害者の日常の口腔管理や短期間の継続管理で、障害者の口腔の健康を支援する機能が求められている。歯磨きという日常生活行動の支援は、福祉のなかの生活支援に相当するため、歯科診療所における日常の口腔ケアの支援は福

地域医療

生活支援

祉的な歯科医療といえる。地域では、住民に障害児や障害者がいるという情報を得たら、口腔の健康のための情報提供を行い、家族や福祉機関とのつながりのなかで歯科的な健康の支援を開始する。

福祉機関

　障害者歯科は、地域での一次医療のみで完結はできない。それは、摂食嚥下や言葉のリハビリテーションといった専門性を求められる医療に、地域は対応していないからである。また、行動の調整が困難な障害者には、全身麻酔などの薬物を用いた歯科治療や手術が必要となり、そのほかきわめて困難な治療を必要とする患者は、二次医療機関や三次の障害者歯科の専門医療機関での治療が必要となる。このような高次の医療機関との連携を医療連携という。二次医療歯科としては、一部の歯科医師会立歯科保健センターや病院の歯科口腔外科、こども病院の歯科などである。そして、専門医療機関とは、障害者施設の歯科、歯科大学附属病院の障害者歯科である。

医療連携

歯科医師会立歯科保健センター

　地域の障害者歯科は、相談、予防、健康管理を中心に、できるかぎりの治療を行うが、原則は経験や知識のないなかで熱意だけで無理をしないこと、患者の能力を評価しないままで、疾患の進行を棚に上げた長期のトレーニングなどの無駄をしないこと、そして、診療拒否など障害者への無関心と無理解による無視をしないことが大切である。

（緒方克也）

やってみよう

以下の問いに○×で答えてみよう（解答は巻末）

1. 障害者歯科の特別な配慮は、医療安全、診断と治療計画、行動調整とコミュニケーション、そして歯科保健への支援にある。

2. 障害者歯科は、スペシャルケアー歯科ともいう。

3. 障害者歯科とは、障害者を対象として、障害者の健康な生活を支援するために必要なリハビリテーションを含めた歯科医療を提供するとともに、その人の生き方に沿った口や歯の健康のプランを提示し、それを支援する考えを心において、障害の特性に配慮した歯科医療を提供することである。

4. 地域の歯科医院の障害者歯科は、相談、予防、健康管理を中心とし、処置や治療はできるかぎりのことで無理をしない。

5. 医療連携とは、障害者を中心に福祉の社会資源との連携した医療である。

第3章
歯科衛生士と障害者歯科学

1. 障害者歯科での歯科衛生士の役割
①障害者歯科の歯科衛生士の役割
②歯科衛生士が行う特別な配慮
③障害者歯科の歯科衛生士に必要な知識

2. 障害福祉サービス事業所と歯科衛生士
①歯科医療機関への受診と障害福祉サービス利用
②障害福祉サービス事業所との連携

障害者歯科の現場から
・歯科医院での障害者の家族支援
・障害の受容とその支援

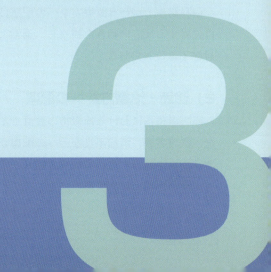

1 障害者歯科での歯科衛生士の役割

おぼえよう

①障害者歯科では歯科治療時に特別な配慮と対応が必要である。
②障害者歯科における歯科衛生士の役割は、障害を考慮に入れた歯の付着物の除去、診療補助、予防のための薬物の塗布、歯科保健指導である。
③歯科衛生士が行う特別な配慮とは、医療安全、診断・治療方針、行動調整・コミュニケーション、歯科保健の維持などである。

1 障害者歯科の歯科衛生士の役割

　障害者歯科における歯科衛生士の役割は、身体、知的、精神、その他心身の機能に何らかの障害があるため歯科医療時に特別な配慮と対応が必要な人たちに対して、歯の付着物の除去、診療補助、予防のための薬物の塗布、歯科保健指導を行うことである[1]。つまり、一般の歯科衛生士の役割となんら変わりはない。

　しかし、障害者歯科では特別な配慮として、障害を考慮に入れた歯の付着物の除去、診療補助、予防のための薬物の塗布、歯科保健指導が歯科衛生士の役割となる。

2 歯科衛生士が行う特別な配慮

特別な配慮

1）医療安全への配慮

　障害者は身体障害、知的障害、精神障害あるいは内科的な慢性疾患などにより、歯科受診時にストレスを受けやすい状態にあり、全身状態の把握やその変化には特に配慮が必要である。

　歯科衛生士が行う医療安全への配慮は、診療時の患者の顔色、表情、呼びかけに対する反応、動きを観察し、通常との変化を読み取り、歯科医師とともに対応することである。

2）診断・治療方針への配慮

　障害者歯科における補綴物（ほてつ）の設計や治療では、障害者特有の咬合（こうごう）や外傷の好発、異常習癖、清掃不良などへの配慮が必要である。歯科衛生士は障害者のブラッシング能力や生活環境を考慮し、清潔の維持が容易である補綴物の形態などを歯科医師に提案する。

3）行動調整・コミュニケーションへの配慮

　障害者のなかには、歯科治療時に不安や恐怖のため、泣いたり、暴れたりするなどの不適応行動を示す場合がある。このような障害者への歯科治療の診療補助では、行動変容技法や体動コントロール法、精神鎮静法などを用いて、障害者の不安や恐怖心を取り除くよう支援し、適応行動がとれるよう誘導する。

> **行動調整**
> → p.110「1. いろいろな行動調整の技法」参照。

4）歯科保健の維持への配慮

　障害者はさまざまな問題を抱えており、ブラッシング行動にも支障がみられる。したがって、障害者へのブラッシング指導では本人の能力に応じた指導が必要である。しかしながら、障害者のブラッシング能力には限界があるため、歯科衛生士は継続的な歯科保健管理の中で専門的清掃介助を行い、教育や福祉との連携を図り、口腔を健康に維持するための支援を行う。

❸ 障害者歯科の歯科衛生士に必要な知識

　歯科衛生士は障害に対する理解や知識だけでなく、障害者基本法やノーマライゼーションの基本理念、社会福祉の法律やサービス提供の知識も必要である。

ノーマライゼーション

1）障害者への理解と受容

　歯科衛生士は、障害者が障害のない人と同様の社会生活・日常生活を営む権利を有し、両者を差別することなく、社会を構成する一員として、障害を理解したうえで対応するというノーマライゼーションの理念を実践することが大切である[2]。また、歯科衛生士は、障害者を含む高齢者などの社会的弱者が社会生活に参加するという障害の社会受容の考えから、歯科医院を受診する患者のなかに、障害者が存在することを理解する[3]。

2）障害に対する理解と知識[2]

　障害者への歯科医療では、障害の種類と程度、発達のレベルや知的学習能力、言語の理解と社会性の発達状況、運動機能障害の程度などの診療に必要な情報は欠かせない医療情報である。

3）障害と歯科的特徴

　障害者は、障害の種類によって口腔の特徴が異なり、障害と直接関連がある所見もみられる[2]。障害と口腔、患者の心理や行動調整については必要な知識である。

4）障害者自身や障害者をもつ親への配慮と看護

　先天異常や出生時の問題から障害を有する人だけでなく、病気や事故で障害

をもった人への共感や、障害者をもつ親への理解は、歯科衛生士として指導を行う以前に心得ておくことが大切である。障害の受容が不十分な時期では、指導的態度より、育児支援、障害の受容支援につながるような対応が望ましい[4]。

2 障害福祉サービス事業所と歯科衛生士

おぼえよう

①歯科衛生士は、障害福祉サービスについて理解し、障害者の家族へ、歯科受診時の福祉サービスの利用のために正しい情報提供を行う。

②高齢障害者では、日常的な口腔ケアを介護予防のなかで行うが、介護保険や高齢者福祉サービスの制度を知らない高齢障害者も多く、その場合、地域包括支援センターと連携し、必要な口腔ケアに対応する。

③歯科衛生士は、日常的な歯科保健の支援を目的に、障害福祉サービス事業所へ口腔内の状況について情報提供を行う。

2013（平成25）年4月より、障害者総合支援法（旧障害者自立支援法）が施行されている。障害者総合支援法は、障害者が障害の程度や心身の状態などに応じて受けられる福祉サービスを定め、地域社会における日常的な生活を総合的に支援するための方法を定めたものである[5]。障害者は日常的に多くの障害福祉サービス（表1）を利用し生活している。

❶ 歯科医療機関への受診と障害福祉サービス利用

近年、障害者のなかには、障害福祉サービスを利用し、ホームヘルパーなどと一緒に歯科医療機関を受診する者が見受けられるようになった。障害福祉サービスを利用し継続的に歯科受診をすることは、障害者の口腔の健康を維持増進させるために有用[6]である。

障害福祉サービスでの歯科医療機関への受診時に利用可能なサービスは、重度訪問介護、重度障害者等包括支援、同行援護、行動援護、移動支援事業などがある。歯科衛生士は障害福祉サービスについて理解し、障害者の家族へ、歯科受診時の福祉サービスの利用のために正しい情報提供を行う。また、障害福祉サービスの利用状況を把握することは、障害者の生活環境を知る手かがりとなり、効果的な歯科保健指導にも役立つ。そのためには、歯科衛生士、障害福祉サービス事業所のホームヘルパー、保護者（家族）との連携が必要である。

2．障害福祉サービス事業所と歯科衛生士

表 1　障害者総合支援法における障害福祉サービス

介護給付	居宅介護（ホームヘルプ）	自宅で、入浴、排泄、食事の介護などを行う
	重度訪問介護	重度の肢体不自由者で常に介護を必要とする人に、自宅で、入浴、排泄、食事の介護、外出時における移動支援などを総合的に行う
	同行援護	視覚障害により、移動に著しい困難を有する人に、移動に必要な情報の提供（代筆、代読を含む）、移動の援護などの外出支援を行う
	行動援護	自己判断能力が制限されている人が行動するときに、危険を回避するために必要な支援、外出支援を行う
	重度障害者等包括支援	介護の必要性がとても高い人に、居宅介護など複数サービスを包括的に行う
	短期入所（ショートステイ）	自宅で介護する人が病気の場合などに、短期間、夜間も含め施設で、入浴、排泄、食事の介護などを行う
	療養介護	医療と常時介護を必要とする人に、医療機関で機能訓練、療養上の管理、看護、介護および日常生活の世話を行う
	生活介護	常に介護を必要とする人に、昼間、入浴、排泄、食事の介護などを行うとともに、創作的活動または生産活動の機会を提供する
	障害者支援施設での夜間ケアなど（施設入所支援）	施設に入所する人に、夜間や休日、入浴、排泄、食事の介護などを行う
	共同生活介護（ケアホーム）	夜間や休日、共同生活を行う住居で、入浴、排泄、食事の介護などを行う
訓練等給付	自立訓練（機能訓練・生活訓練）	自立した日常生活または社会生活ができるように、一定期間、身体機能、または生活能力の向上のために必要な訓練を行う
	就労移行支援	一般企業などへの就労を希望する人に、一定期間、就労に必要な知識および能力向上のために必要な訓練を行う
	就労継続支援（A 型＝雇用型、B 型＝非雇用型）	一般企業などでの就職が困難な人に働く場を提供するとともに、知識および能力向上のために必要な訓練を行う
	共同生活援助（グループホーム）	夜間や休日、共同生活を行う住居で、相談や日常生活の援助を行う
地域生活支援事業	移動支援	円滑に外出できるように移動を支援する
	地域活動支援センター	創作的活動または生産活動の機会の提供、社会との交流などを行う施設
	福祉ホーム	住居を必要としている人に、低額な料金で居室などを提供するとともに、日常生活に必要な支援を行う

（山内一永：図解 障害者総合支援法早わかりガイド．東京：日本実業出版，21,64，2012.）

❷ 障害福祉サービス事業所との連携

　日常生活における障害者の口腔の健康の維持増進は、毎日の生活のなかで障害者に関わる種々の人たちが連携することによって効果的な歯科管理が可能とされている[7]。福祉サービス事業所（以下、事業所とする）入所支援やケアホーム、グループホームなどの障害福祉サービスを利用している利用者のなかで、口腔内の清掃状態が劣悪なケースに遭遇する。口腔内の清掃状態は事業所の方

17

針、事業所職員の人数や勤務状況、口腔保健に対する認識や意識などによって影響を受ける。歯科衛生士は利用者やその保護者の了解を得て、日常的な歯科保健の支援を目的に、事業所へ口腔内の状況について情報提供を行うことが大切である。

（寺田ハルカ）

引用文献

1) 緒方克也：障害者歯科における歯科衛生士の役割．障歯誌 1995；16：131-241．
2) 緒方克也ほか：障害者歯科における歯科衛生士の役割．酒井信明，緒方克也監修：歯科衛生士のための障害者歯科，第2版．東京：医歯薬出版，39-40，2001．
3) 森崎市治郎ほか：障害者と歯科衛生士の関わりはチェアサイドだけではない．緒方克也監修：歯科衛生士のための障害者歯科，第3版．東京：医歯薬出版，33-34，2006．
4) 緒方克也ほか：障害の受容支援に即した歯科保健指導の在り方に関する調査．障歯誌 2003；24：136-143．
5) 山内一永：図解 障害者総合支援法早わかりガイド．東京：日本実業出版，21,64，2012．
6) 村久木真実ほか：障害児・者は歯科通院にどんな福祉サービスを利用しているか．障歯誌 2013；34：136-141．
7) 溝越啓子：障害者の口腔保健管理．全国歯科衛生士教育協議会監修：最新歯科衛生士教本 障害者歯科．東京：医歯薬出版，124，2003．
8) 上野佳代子，石田慎二：地域福祉という考え方，地域福祉とインフォーマル・サービス．上野谷加代子ほか編：よくわかる地域福祉（やわらかアカデミズム），第5版．京都：ミネルヴァ書房，2012．

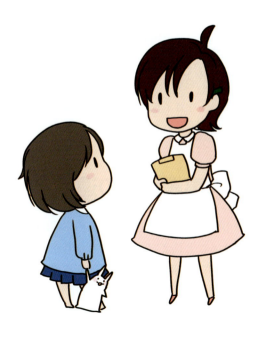

障害者歯科の現場から

歯科医院での障害者の家族支援

緒方克也（おがた小児歯科医院）

福祉的な歯科管理

今日の障害者福祉は、地域を中心にそのサービス提供が行われています。いわゆる地域福祉の考え方で、国が決めた政策・制度だけでなく、地域の住民を取り込んで非専門的な、専門家に頼らない支えあい（インフォーマルサポート）が必要とされています。

障害者福祉が施設中心であった時代には、多くの施設で歯科健診が行われていました。ところが、脱施設の施策で施設から地域移行の考えになった現在、施設での歯科健診はなくなり、施設を出て地域で暮らす障害者にとって、健康は障害者の自己責任になりました。地域で生活する障害者が、自らの健康管理を目的として歯科医院を受診することは少なく、疼痛や咀嚼障害が生じて初めて受診につながることが予想されます。

歯科医院で行う口腔ケアは、歯磨きを中心とした日常生活の介助に相当するものと、歯科医師もしくは歯科衛生士という専門家による専用器具を用いた処置（PMTC）としての口腔ケアの2つがあります。この器具を用いた口腔ケアは、単なるケアというよりも歯周病に対する予防、または処置の1つであり、日常の生活介護的な歯磨き介助とは区別されます。一方で生活介護の1つとして行う歯科医院でのブラッシングは、歯科衛生士が行うものでも福祉的な意味をもつため、この場合、地域の歯科医院は福祉施設の機能をもって口腔ケアを行っているといえます。つまり、地域の歯科医院が福祉施設としての役目をもっているのです。このことは、高齢者の場合も同じで、介護保険による介護予防という位置づけがこれにあたります。つまり、歯科医院が行う福祉的な歯科管理というわけです。

障害者歯科での家族管理

歯科医療機関を受診する障害者や家族は、複雑な思いを抱えています。それは、障害の受容や育て方に対する困り感、将来への不安などです。中途障害の場合もその受容や不安は大きく、家族も本人をどう支えたらよいかの不安をもっています。歯科医療機関は、障害者の健康回復を図るのが大きな目的ですが、それは家族の協力なしにはできません。その障害者を支える家族は、精神的、経済的に多くの負担がかかるのが現実です。したがって、その不安や負担を理解し、家族に対する支援を考えることも障害者歯科で必要なことです。

家族支援の基本は、家族の苦しみや負担を理解することから始まります。たとえば、障害の告知の直後には歯磨きの介助も大きな負担になることが多いため、歯科衛生士は母親への支援という意味で、無理のない、負担の少ない歯磨きで支援し、短い間隔での受診を勧めて清潔を維持する計画を提示します。そのなかで受容に対する母親の心の変化を感じ、徐々に介入の形を変えていくことが大切です。

障害者歯科の現場から

障害の受容とその支援

緒方克也（おがた小児歯科医院）

障害の告知と不完全な受容

わが子や自分自身の障害の告知に、保護者や本人だけでなく、その家族も重たい気持ちになります。告知や障害の発生状況によって異なるものの、告知をそのまま受容できるものではありません。受容の形は、人によって、または障害によっても異なりますが、周囲には理解できない複雑な心の揺れが想像されます。

一般に、どのような障害の発生と告知でも、当事者はそのうち治るとか、何とかなるという楽観的な考えになります。それは、そうあってほしいという願望からくる思いでもあります。特に、先天異常や奇形を伴わない知的障害、自閉スペクトラム症（自閉性障害）、そして感染症から続発的に発生した障害など、生後数年を経て診断された障害や中途障害は病気の延長のように考えている心境に陥ります。

また、出生時に判明した奇形は、口唇裂、口蓋裂、心奇形、多指症のような四肢の奇形でも、手術で完治するという期待が大きく、障害という概念を受容できなくなります。さらに、周産期の異常で生じた脳性麻痺や重度の先天異常も、出生後しばらくは定型発達児と同じような乳児であるため、告知を受けてもすぐには信じられないということがあります。一方で、事故や感染症による後遺症、もしくは脳血管障害による後遺症も突然発症することが多く、本人や家族は、機能障害や生活能力の消失が徐々に回復するとの願いを込めて信じる傾向にあります。

そのような期待がある間は、障害という認識はなく、受容は不完全なままになります。障害を受容できないときの保護者や家族、本人の苦しみや葛藤は大きく、ときには死を考えたり、うつ病になることも少なくありません。そのことが原因になって、家庭の機能が混乱し崩壊することもあります。

Drotar の 5 段階説

障害者の受容については、いくつかの研究がなされています。そのなかで、最も有名なのがDrotar の5段階説です（**図1**）。

①ショック

障害者の告知を受けて、すぐに生じる感情の衝撃です。後でふり返ると、告知の直後はショックで頭が真っ白になり、医師のその後の言葉は何も聞こえなかったという母親の気持ちはよく聞くところです。告知の直後はさまざまな思いが交錯し、衝撃の大きさがうかがえます。

②拒絶

ショックの後に、ショックと重なるように来る感情が拒絶です。告知された内容を受けられないだけでなく、告知そのものを拒絶するという気持ちになります。これは何かの間違いではないか、自分のことではないといった、事実から逃げて事実を否定してしまう気持ちが生じます。拒絶は、ときに激しい感情となって現れることもあります。

③悲しみと怒り

拒絶の後、少し落ち着くと、今度は事実に対する悲しみがおそい、それが怒りに変わります。悲しみは、わが子の障害に対してというよりも、母親としての悲しみが強く、健康な子どもを出産できなかったことへの自信喪失や、自尊心が傷ついての悲しみです。その悲しみは誰かに転嫁できるものではなく、それが怒りとなって感情的になります。そこには自責の念、反対に私は悪くないという弁明、どうしてという疑問、思うようになら

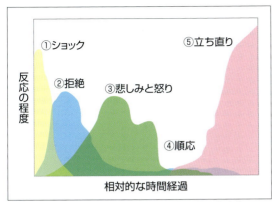

図1 障害児の誕生に対する親の反応の時間的変化（Drotar）

への愛おしさが湧き、また、自己をいたわる気持ちが生じ、親としての本能的な気持ちや子どもへの不憫さから現実に順応し始めます。それと交錯するように「あきらめ感」が出始めて、限られているが希望や期待も感じ始めます。この頃の気持ちに対する励ましや支援は、立ち直りのために大切な意味をもちます。特に、身近で信頼する人からの励ましは、次への大きな力になります。

⑤立ち直り

①から④の過程を経て、時間をかけながら立ち直りから受容へと進みます。しかし、それでもことあるごとに、あきらめや羞恥と戦わなければなりません。周囲からはすっかり受容しているように見えても、心のなかは依然として拒否や悲しみが消えてはいません。完全な受容は一生かかっても得られませんが、それでも次第に慣れや希望が支えとなり、子どもの障害や自分の障害を受け入れた生活が始まります。

なかったことへの怒りなど、複雑に絡んで怒りが生じます。これらの悲しみや怒りには、鎮める言葉かけよりも共感が必要です。

④順応

それでも現実の生活が始まると、徐々に子ども

中田洋二郎の慢性的悲哀論

わが子の障害や、自分に発生した障害の受容は簡単ではありません。人によって、障害によって異なりますが、いずれにしても1か月や2か月でなく、年単位で変化するのが一般的です。その途中での支援や励ましが大切です。障害があっても、子供の成長がみえたり、社会への参加などで受容につながります。

Drotarの説とは別に、障害受容の慢性的悲哀論（中田洋二郎、1995）があります（**図2**）。中田は、「障害の完全受容は一生得られない。しかし、子どもの障害を理解することはできるようになり、強い母子関係ができるという考えで、『正常に追いつく』、『治る』という期待を捨てるまでは、否定と肯定が入り混じった感情の繰り返し。親の慢性的なジレンマがみられる。このジレンマは、わが子の障害を認めた後も、外的刺激によって悲哀が呼びさまされやすい傾向を作る。このなかで、ドク

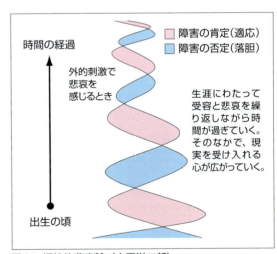

図2 慢性的悲哀論（中田洋二郎）

ターショッピングが始まるが、これは障害を否定する行為でなく、障害を確かめる積極的な行為の場合も多い。行為の裏にある、親の現実を認めようとする葛藤が存在する」と述べています。

参考文献
A）伊藤智佳子編，徳田　茂：障害をもつ人の家族の心理（障害者福祉シリーズ）．東京：一橋出版，158-172，2003．
B）大田仁史監修，南雲直二：障害受容，第2版．東京：荘道社，60-69，2002．

> **やってみよう**

以下の問いに○×で答えてみよう（解答は巻末）

1. 障害者歯科では、障害者の歯科治療時に特別な配慮が必要である。
2. 特別な配慮は、医療安全、治療方針、専門医療、歯科保健の支援に対して行う。
3. 歯科衛生士業務である、歯の付着物除去、診療補助、歯科保健指導などには特別な配慮はいらない。
4. 障害者歯科では、医療者の障害への理解と受容が必要である。
5. 障害者総合支援法は、障害者が障害者の程度や心身の状況に応じて受けられる福祉サービスを定めている。
6. 福祉サービスの一つである行動支援は、障害者の歯科受診時に使うことが可能なサービスである。
7. 歯科衛生士は、障害者の歯科検診後、日常的な歯科保健を目的として、介助者へ口腔内の状況について情報提供を行う。
8. 障害者の歯科保健の維持のために、教育や福祉の資源につなぐことがある。

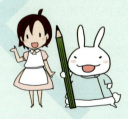

第4章
障害の分類と特徴

1. 障害の分類
①身体障害
②知的障害（精神遅滞）
③精神障害
④神経発達症（発達障害）
⑤高次脳機能障害
⑥特定疾患（難病）

2. 知的障害（精神遅滞）と口腔の特徴
①原因
②心理と行動
③知的障害のある人の歯科的特徴
④歯科での対応
⑤知的障害を併発する障害

3. 身体障害と口腔の特徴
①身体障害のいろいろ
②身体障害の原因

4. 身体障害を呈する疾患と口腔
①脳性麻痺
②筋萎縮性側索硬化症（ALS）
③重症心身障害
④感覚器障害
⑤内部臓器障害
⑥口腔・顔面の奇形
⑦その他の障害

5. 精神障害と口腔所見
①統合失調症
②うつ
③認知症
④神経発達症（発達障害）

6. 高次脳機能障害
①高次脳機能障害の原因と症状
②注意障害
③記憶障害
④遂行機能障害
⑤行動と感情の障害
⑥半側空間無視
⑦失語症

7. 特定疾患（難病）
①特定疾患（難病）の定義
②口腔に症状のある難病

8. その他の障害
①脳・神経疾患：てんかん
②心因性疾患：摂食障害
③廃用症候群

障害者歯科の現場から
・子どもの発達の見方

1 障害の分類

おぼえよう

①身体障害者福祉法による身体障害者手帳は、都道府県知事が交付する。
②老人性難聴は、感音性難聴の一種とされる。
③精神遅滞は、知的障害とも表され、知能指数により分類される。
④精神障害は、統合失調症、気分障害、うつ病、認知症などのほか、精神作用物質による精神疾患などがある。
⑤神経発達症（発達障害）は生まれつきの特性とされ、複数の発達障害がある場合も多く、個人差が大きいのが特徴でもある。
⑥高次脳機能障害とは、病気や事故によって脳が損傷され、認知機能に障害が起きた状態をいう。
⑦特定疾患とは、いわゆる難病のうち、診断基準が一応確立し、かつ難治度、重症度の高い病気をいう。

1 身体障害

　身体障害者については、身体障害者福祉法第四条において次のように定義している。
　「この法律において、「身体障害者」とは、別表に掲げる身体上の障害がある十八歳以上の者であって、都道府県知事から身体障害者手帳の交付を受けたものをいう。」（第四条）
　身体障害者福祉法の対象となる障害は、1）視覚障害、2）聴覚障害・平衡機能障害、3）音声・言語障害（咀嚼障害を含む）、4）肢体不自由、5）心臓・腎臓・呼吸器・膀胱・大腸・小腸・免疫などの内部障害の5種類に大別される。
　これら5種の障害で最も多いのは肢体不自由で、身体障害者手帳を交付されている人のうち、約半数を占める。視覚障害・聴覚障害・言語障害の割合は年々減少しているが、内部障害は該当者・割合ともに増加している。これは、内部障害として認定される器官が増えたこと、もう1つは、内部障害の原因となる疾病（糖尿病や心臓病など）にかかる人が増えたことが理由だと考えられる。身体障害者は年々増加しており、高齢者が多く、65歳以上の割合が60％以上を占めている。

1）視覚障害

　視力や視野に障害があり、生活に支障をきたしている状態を視覚障害という。

身体障害者

身体障害者の等級
→ p.37「表1　身体障害者障害程度等級表」参照。

眼鏡をつけても一定以上の視力が出ない場合や、視野が狭くなり人や物にぶつかるなどの状態である。

　眼の機能は、視力、視野、色覚などがある。身体障害者福祉法に規定されている視覚障害は、視機能のうちの矯正視力、視野の程度により1級から6級に区分される。矯正視力とは、近視や乱視などの矯正眼鏡をしたときの視力で、視野は視線をまっすぐにして動かさない状態で見えている範囲をいう。

矯正視力

2）聴覚障害・平衡機能障害

　聴覚障害の原因としては、聴覚障害になった時期により、先天的、後天的に分類される。先天的原因としては、聴覚組織の奇形や、妊娠中のウイルス感染（特に風疹）などで聴覚系統がおかされた場合があり、後天的原因では、突発性疾患、薬の副作用、頭部外傷、騒音、高齢化などによって聴覚組織に損傷を受けた場合などがある。

　聴覚障害の部位で、**伝音性難聴**、**感音性難聴**、**混合性難聴**に分類される。伝音性難聴は、外耳、中耳の障害による難聴で、**補聴器**などで改善するようになる。感音性難聴は、内耳、聴神経、脳の障害による難聴で、言葉の明瞭度が悪いため、補聴器などで音を大きくするだけではうまく伝わらない。老人性難聴も感音性難聴の一種とされる。混合性難聴は、伝音性難聴と感音性難聴の両方の原因をもつ難聴をいう。

伝音性難聴
感音性難聴
混合性難聴
補聴器

　聴覚障害者は、「中途失聴者」、「難聴者」、「聾（唖）者」に分類されるが、聴覚障害の原因や種類、聞こえの程度がさまざまなため、分類し定義することは非常に難しい。聾（唖）者は、音声言語を習得する前に失聴した人で、手話を第一言語としている人がほとんどであるが、難聴者は、まだ聴力が残っている人をいう。

3）音声・言語障害（咀嚼障害を含む）

　音声・言語障害には、音声を全く発することができないか、発声しても言語機能を喪失したものと、音声または言語機能の障害のため、音声、言語のみを用いて意思を疎通することが困難なものがある。

言語障害

　この「喪失」には、先天性のものも含まれ、無喉頭、喉頭部外傷による喪失や、発声筋麻痺による音声機能喪失がある。また、「聾唖」や失語症による言語機能喪失もある。「障害」には、喉頭の障害または形態異常によるものと、構音器官の障害または形態異常によるもの（唇顎口蓋裂の後遺症によるものを含む）、中枢性疾患によるものがある。

失語症

　一方、咀嚼機能の喪失とは、経管栄養以外に方法のない咀嚼・嚥下機能の障害をいい、重症筋無力症などの神経・筋疾患によるもの、延髄機能障害および末梢神経障害によるもの、外傷、腫瘍切除などによる顎、口腔、咽頭、喉頭の欠損などによるものがある。

4）肢体不自由

　先天的か後天的かを問わず、四肢の麻痺や欠損、あるいは体幹の機能障害のため、日常の動作や姿勢の維持に不自由のある人を指す。身体障害者福祉法に定められている障害の分類のうちで最も対象者が多く、身体障害者手帳を交付されている人の約半数を占める。要因のほとんどが脳疾患で、とりわけ脳性麻痺（CP）とされる。

　肢体不自由は、上肢、下肢、体幹の機能によって評価される。脳性麻痺など乳幼児期以前の非進行性の脳病変による運動機能障害は、脳原性運動機能障害で評価する。それぞれの肢体、関節に関して評価する。

　肢体不自由には、脳性麻痺のほか、重症心身障害、筋ジストロフィー、脊髄損傷、関節リウマチ、脳血管障害、筋萎縮性側索硬化症（ALS）なども含まれる。

脳性麻痺

筋ジストロフィー
筋萎縮性側索硬化症

5）内部障害

　内部障害は、世界保健機関（WHO）によって提唱された国際障害分類試案の機能障害に属し、心臓、呼吸、腎尿路、消化など内部機能障害の総称と定義されている。

　心臓ペースメーカー装着、透析導入、人工肛門装着、人工呼吸器装着、中心静脈栄養法実施、進行した肝硬変など、障害の認定を受けることができる。

心臓ペースメーカー

❷ 知的障害（精神遅滞）

　知的障害は、精神遅滞とも表され、知的発達の障害である。知的機能や適応機能に基づいて判断され、知能指数により分類される。さまざまな中枢神経系疾患が原因となるため、正しい診断を受けて、早期に治療、療育、教育を行う必要がある。本人だけでなく家族への支援もかかせない。

知能指数

　ICD-10（国際疾病分類第10版）によると、精神の発達停止あるいは発達不全の状態であり、発達期に明らかになる全体的な知能水準に寄与する能力、たとえば、認知、言語、運動および社会的能力の障害によって特徴づけられる、とされる。

　知能の程度によって、軽度・中等度および重度・最重度に分けられ、これまでは IQ50 ～ 70 を軽度（精神年齢9 ～ 12歳未満）、IQ35 ～ 49 を中等度（精神年齢6 ～ 9歳未満）、IQ20 ～ 34 を重度（精神年齢3 ～ 6歳未満）、IQ20未満を最重度（精神年齢3歳未満）とされていた。現在の療育手帳の分類では、軽度の知的障害（IQ51 ～ 75）、中度の知的障害（IQ36 ～ 50）、重度の知的障害（ＩＱ21 ～ 35）、最重度の知的障害（ＩＱ20以下）と区分される。

　なお、本書では「精神遅滞」「知的能力障害」を「知的障害」に統一している。

> **ICD-10**
>
> 「疾病及び関連保健問題の国際統計分類」。WHOによる分類の改訂10版。11版（ICD-11）の日本版が編集作業中である。

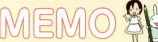

精神遅滞 or 知的障害
長年医学領域では「精神遅滞」、福祉領域では「知的障害」が使われてきた。DSM-5 では、「精神遅滞」が「知的障害」に変わったため、これからは、医学領域でも「知的障害」が使われると予想される。

❸ 精神障害

　精神障害は、いろいろな精神疾患が原因となって起こり、統合失調症、気分障害、アルコールやシンナーなどの精神作用物質による精神疾患などがある。てんかんはWHOの国際疾病分類では「神経系および感覚器の疾患」の一部とされているが、わが国の厚生労働省では、精神障害者としている。

（1）統合失調症
　統合失調症は、精神疾患のなかでも患者数が多く、感情表出や思考、知覚の面でさまざまな症状を示す。急性期から回復しても、各種の障害が後遺症として残って社会での自立した生活を困難にすることが多い。

（2）うつ病
　うつ病は、一般に身体と精神の両方に症状が現れやすく、身体症状としての睡眠障害、食欲不振、性欲減退、頭痛・腰痛・肩の痛み、疲労感・倦怠感などがみられる。精神症状は、身体症状に隠れて見逃されやすいが、抑うつ状態、日内変動、集中力低下、注意力散漫、意欲低下、不安、自信の喪失などが特徴的である。身体の症状が強く表面に出て、精神の症状が目立たない「仮面うつ病」と呼ばれるタイプもある。

（3）認知症
　認知症（Dementia）は、後天的な脳の器質的障害により、いったん正常に発達した知能が低下した状態をいう。大きく、アルツハイマー型と脳血管型に分けられる。原因となる主な疾患には、脳血管障害、アルツハイマー病などの変性疾患のほか、正常圧水頭症、ビタミンなどの代謝・栄養障害、甲状腺機能低下などがあり、これらの原因により生活に支障をきたすような認知機能障害が表出してきた場合に、認知症と診断される。

（4）心身症
　心身症とは、身体疾患のなかで、その発症や経過に心理社会的な因子が密接に関与し、器質的ないし機能的障害が認められる病態をいう。ただし、神経症やうつ病など、他の精神障害に伴う身体症状は除外すると規定されている。心身症とは、病名ではなく身体疾患の病態を説明する一つの概念とされる。

第4章　障害の分類と特徴

❹ 神経発達症（発達障害）

　神経発達症（発達障害）は、病気とは異なり、生まれつきの特性とされ、自閉スペクトラム症（自閉性障害）、注意欠如多動症（注意欠陥多動性障害）〈ADHD〉、限局性学習症（学習障害）〈LD〉などが含まれる。いずれも、生まれつき脳の一部の機能に障害があるという点が共通している。複数の神経発達症（発達障害）がある場合も多く、同じ障害でも似ていないように見えることがあり、個人差が大きいのが「神経発達症（発達障害）」の特徴でもある。

（1）自閉スペクトラム症（自閉性障害）

　自閉スペクトラム症（自閉性障害）は、国際的診断基準の診断カテゴリーである広汎性発達障害（PDD）とほぼ同じ群を指し、自閉症、アスペルガー症候群、そのほかの広汎性発達障害が含まれる。強度行動障害とは、直接的他害（噛みつきや頭突きなど）や、間接的他害（睡眠の乱れ、同一性の保持、多動、うなり、飛び出し、器物損壊など）や自傷行為などが、通常考えられない頻度と形式で出現し、その養育環境では著しく処遇の困難なものをいう。

（2）注意欠如多動症（注意欠陥多動性障害）〈ADHD〉

　注意欠如多動症（注意欠陥多動性障害）〈ADHD〉は、発達年齢に見合わない多動や衝動性、あるいは不注意、またはその両方の症状が、7歳までに現れる。学童期の3～7%に存在し、男性は女性より数倍多いと報告されている。

（3）限局性学習症（学習障害）〈LD〉

　限局性学習症（学習障害）〈LD〉は、基本的には全般的な知的発達に遅れはないが、聞く、話す、読む、書く、計算する、または推論する能力のうち、特定のものの習得と使用に著しい困難を示すさまざまな状態を示すものである。有病率は2～10%とされ、読みの困難については男性が女性より数倍多いと報告されている。原因としては、中枢神経系に何らかの機能障害があると推定されるが、視覚障害、聴覚障害、知的障害、情緒障害などの障害や、環境的な要因が直接的な原因となるものではない。

❺ 高次脳機能障害

　認知（高次脳機能）とは、知覚、記憶、学習、思考、判断などの認知過程と、行為の感情（情動）を含めた精神（心理）機能を総称する。病気（脳血管障害、脳症、脳炎など）や、事故（脳外傷）によって脳が損傷されたために、認知機能に障害が起きた状態を、高次脳機能障害という。

　症状としては、注意力や集中力の低下、古い記憶は保たれているのに新しいことが覚えられない、感情や行動の抑制がきかなくなる、よく知っている場所

神経発達症（発達障害）

DSM-5（精神障害の診断と統計の手引）に基づいて日本語表記が改められたので、本書では以下のように新しい名称で記載し、（　）内に歯科衛生士国家試験出題基準項目を併記した。
神経発達症（発達障害）、自閉スペクトラム症（自閉性障害）、注意欠如多動症（注意欠陥多動性障害）、限局性学習症（学習障害）。
なお、アスペルガー障害の呼称は用いなくなった。

自閉スペクトラム症（自閉性障害）
強度行動障害

注意欠如多動症（注意欠陥多動性障害）〈ADHD〉

限局性学習症（学習障害）〈LD〉

や道で迷う、言葉が出ない、物によくぶつかるなどの症状が現れ、周囲の状況に見合った適切な行動がとれなくなり、生活に支障をきたすようになる。

❻ 特定疾患（難病）

　特定疾患とは、厚生労働省が実施する難治性疾患克服研究事業の臨床調査研究分野の対象に指定された疾患をさし、原因が不明で、治療法が確立していない、いわゆる難病のうち、診断基準が一応確立し、かつ難治度、重症度の高い病気である。2018（平成30）年時点で、対象は331疾患である。

　難病は、医療水準や社会事情によって変化し、現在の定義は1972（昭和47）年の「難病対策要綱」による。難病対策として取り上げるべき疾病の範囲は、まず、医学的に治りにくく、原因も必ずしも解明されていないような、患者の立場からはなかなか治りにくく経済的に負担となるような病気という医学的観点からの考え方と、それに加えて、治療がはっきりしているものであっても、治療の時期を誤るとかその他の理由から病気が慢性化し、障害を残して社会復帰が極度に困難もしくは不可能である患者も含むとする考え方がある。

（柿木保明）

2　知的障害（精神遅滞）と口腔の特徴

おぼえよう

①知的障害がある人では、セルフケアが難しい。
②先天異常や遺伝性疾患では、知的障害を伴うことがある。
③先天異常や遺伝性疾患では、歯、歯列、顎骨や筋機能に特徴が現れやすい。
④知的障害のある人に対する指導では、本人が理解しやすい方法を用いる。

　知的障害は「発達期（一般に18歳以下）に起こり、知的機能の発達に明らかな遅れがあり、適応行動の困難性を伴う状態」とされる（就学指導の手引き、平成14年6月文部科学省）。DSM-5（2013）では、「発達期に発症し概念的、社会的、現実的領域において、知的機能と適応機能が欠如している状態」と定義される[1]。障害の程度は、以前は知能指数（IQ）で分類してきたが（表1）、DSM-5からは臨床的な評価と知能試験を行い、生活の困難さで分類するようになった（表2）。

表1　以前の知能指数（IQ）による知的障害レベルの分類

	IQ
軽度	50〜70
中等度	35〜49
重度	20〜34
最重度	20未満

知的障害

DSM-5
2013年に刊行されたアメリカ精神医学会が定めた「精神障害の診断と統計の手引き」の第5版。精神医学用語は、このDSMやWHOのICD-10に従っている。

生活の困難さ

第4章　障害の分類と特徴

表2　DSM-5（2013）における知的障害の分類（概要）

分類	概念的領域	社会的領域	実用的領域
軽度	・子どもでは、読み、書き、計算や時間などについての学習が困難 ・大人では、抽象的な思考や、いろいろな物事を考えて実行することが困難	・周囲の人の様子から状況を判断することが苦手 ・他人とのコミュニケーションが苦手 ・感情や行動を抑えることが苦手 ・社会生活の危険な面を理解しづらく、だまされやすい	・身の回りのことは年齢相応に行う ・子育て、金銭の管理や健康に関する判断などでは支援が必要
中等度	・就学前に言葉などが遅れる ・学校では、読み、書きや計算などの学習が極めて困難 ・成人での発達は小学生レベルに達する ・学習を要する仕事や生活で支援が必要	・簡単な言葉でコミュニケーションできる ・家族や友人関係をつくることができる ・雰囲気を読むことが難しく、社会的な判断を要する場面では補助が必要 ・労働や作業で十分な支援が必要	・身の回りのことができるようになるまで、長期間の指導や支援が必要 ・より具体的で、コミュニケーションがあまりいらない仕事や作業を行い、複雑なものでは支援が必要
重度	・書き言葉、数、量、時間や金銭についての理解が困難 ・生涯にわたり多くの支援が必要	・「ここ」や「今」のことを単純な単語か言い回しで発することができる ・コミュニケーションのため、言葉を使うことがある ・単純な言葉とジェスチャーを理解できる	・身の回りのことすべてに支援や指示が必要 ・自身について決定を下すことは難しい ・家事、余暇や作業で支援が必要 ・技術や能力の獲得に、長期間の指導や継続的な支援が必要
最重度	・目で見た特徴で物を覚える ・セルフケアや作業などのため、目的をもって物を使う ・運動障害や感覚障害があると、物を使うことは難しくなる	・単純な指示や身ぶりを理解する ・要求や感情を身ぶりなど非言語的な方法で表すことが多い ・家族など親しい人との関係性を楽しむ ・運動障害や感覚障害があると、社会的活動はより難しくなる	・日常生活のほとんどで支援が必要 ・一部の家事には参加する ・作業や就労では高度で継続的支援が必要 ・余暇活動で支援が必要 ・運動障害や感覚障害があると、家事、余暇や就労などへの参加は難しくなる

（アメリカ精神医学会：DSM-5, 2013. より要約）

❶ 原因

遺伝によるものと環境によるものに分けられる。出生前の原因は遺伝によるものがほとんどである（表3）。

❷ 心理と行動

1）精神、運動、言語発達の遅れ

標準的な小児と比べて精神発達が遅く、最終発達段階も低くとどまる。精神発達の遅れは WISC-IV や田中ビネー式知能検査などの知能検査や、日本版デンバー式発達スクリーニング検査や遠城寺式乳幼児分析的発達検査法などの発達検査で発見される[2]。運動機能も遅れやすく、知的障害が重度なほど症状が早く現れる。定頸、寝返りの遅れや歩き始め、時期の遅れで気づかれることが多い。乳児期の喃語や幼児期の発語など、言語の発達にも遅れが生じやすい。

WISC-IV
田中ビネー式知能検査
日本版デンバー式発達スクリーニング検査
遠城寺式乳幼児分析的発達検査法

定頸
首がすわること。通常は生後3～4か月までに完了する。

喃語
乳児が発する、「あ～あ」「ぶーぶー」などの言葉（声）をいう。

表3　知的障害の主な原因

遺伝的原因
　・先天性代謝異常　・大脳変性疾患　・染色体異常
　・その他の先天奇形症候群　・神経皮膚症候群
　・遺伝性の大脳形成異常
　・そのほか大脳の明らかな形成異常や変性を伴わない遺伝性知能障害

環境的原因
　胎生期
　・毒物・薬物・放射線への曝露（アルコール、メチル水銀、フェニトイン、バルプロ酸など）
　・先天性感染症（HIV、サイトメガロウイルス、トキソプラズマなど）
　・母体の疾患（低栄養、糖尿病など）
　周産期
　・早産（それに伴う脳室周囲白質軟化などによる）
　・低酸素・虚血性脳症
　出生後
　・中枢神経感染症（脳炎、髄膜炎）　・毒物・薬物、放射線への曝露
　・頭部外傷　・低栄養　・生後早期の内分泌、代謝異常（低血糖など）
　・脳腫瘍　・虐待、ネグレクトなど養育環境の不良

特発性、あるいは多様な原因が知られているもの
　・自閉スペクトラム症（自閉症障害）　・先天性水頭症
　・先天性甲状腺機能低下症　・痙攣性疾患（てんかん）

（森川昭廣監修：標準小児科学，第7版．東京：医学書院，2009．一部改変）

2）認知機能の特徴

①知識やスキルの習得に時間がかかり偏りがある

　記憶や抽象的な考え方が苦手なほか、新しいことを受け入れにくい。具体的で役に立つ知識やスキルは身につきやすいが、そうでないものは身につけても応用しにくい。

②目に見えない情報を理解しにくい

　「目に見えている情報」から、仕事の意味や意義、空気や心情などの「目に見えない情報」を導く能力（概念化能力）の発達が遅い。

概念化能力

③集中しづらく感情表現にむらがある

　周囲の影響を受けやすかったり、気分のむらがあったりして、日によってできることが異なる場合がある。歯科受診中に叫んだり、泣いたりして感情を身体で表すこともあれば、歯科受診中は我慢し、帰ってから感情を爆発させるケースもある。

3）学習された無力感と二次障害

　失敗経験の積み重ねから、成功への意欲が低下している場合がある。つらい経験や我慢した経験などが重なると、精神的なバランスを崩し、自傷、多動やパニックなどの二次障害を生じやすい。

二次障害

❸ 知的障害のある人の歯科的特徴

　口腔清掃の必要性を理解しにくいことと、手先の細かい動きが苦手なことにより、ブラッシングが上手でない人が多い。そのため、介助磨きが不十分であると、多量の歯垢や歯石が沈着しやすい（図1）。粘膜の感覚が鈍く、頬粘膜や舌の力が弱い人には、食渣がよくみられる（図2）。歯周病が生じやすいほか、よく糖分を摂る人ではう蝕が生じやすく、**酸性食品**を多く摂る人や**嘔吐**や**反芻**のある人では**歯の酸蝕**が生じやすい。

酸性食品
嘔吐
歯の酸蝕

> **反芻**
> 一度飲み下した食物を口の中に戻し、かみなおして再び飲み込むこと。

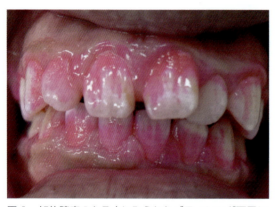

図1　知的障害のある人にみられたブラッシング不足による歯垢

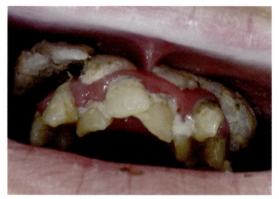

図2　知的障害のある人の上顎前歯部歯肉頬移行部にみられた食物残渣

❹ 歯科での対応

　優しく共感的で、年齢にあった態度で接する。集中しやすい環境をつくり、その日の調子をみながら無理せず対応する。絵、写真や言葉など、本人の理解しやすい方法で説明を行い、歯科治療が苦手な場合には、**スモールステップ**でできることを増やしていく。興味や自信をもってもらうため、できたことや努力したことをほめ、成功体験を提供する。歯科保健に関する知識や、ブラッシング定着のため、生活背景を考えたうえで、得意な活動や慣れた活動のなかでの指導や、興味のあるものや視覚的な手がかり（**視覚支援**）を使用した指導をすることが重要となる。

スモールステップ

> **視覚支援**
> → p.114「③ 構造化と視覚支援」参照。

❺ 知的障害を併発する障害

1）先天異常と遺伝性疾患

　先天異常や遺伝性疾患には、知的障害を伴うものが多く（表4）、歯、歯列、顎骨や筋機能に特徴が現れるものもある。先天異常の代表的なものとしてダウ

ダウン症候群

ン症候群が知られている。

表4 知的障害を伴う主な先天異常および遺伝性疾患

遺伝でないもの　あるいは　遺伝がほとんどみられないもの	
染色体異常	ダウン症候群など
その他の先天奇形症候群	ルービンスタイン・テイビ症候群、デ・ランゲ症候群など
遺伝がみられるもの	
先天性代謝異常	リソソーム蓄積症（ライソゾーム病）、アミノ酸代謝異常など
大脳変性疾患	副腎白質ジストロフィーなど
神経皮膚症候群	結節性硬化症など
遺伝性の大脳形成異常	滑脳症、全前脳胞症など
そのほか大脳の明らかな形成異常や変性を伴わない遺伝性知能障害	脆弱X症候群、伴性劣性の非症候性知的障害など

（森川昭廣監修：標準小児科学，第7版．東京：医学書院，2009．一部改変）

（1）ダウン症候群

　21番染色体が3本ある染色体異常の症候群で、約700人に1人の割合で発生する。左右の目の距離が離れ（眼間離開）、耳の位置が低く（耳介低位）、目じりがあがる（眼瞼裂斜上）など顔貌に特徴がある（図3）。全身的に筋緊張が弱く、感染症にかかりやすいなどの特徴がある。早期老化傾向があり、アルツハイマー病になる人も多い。40％に心疾患の合併があり、スケーリングのために前投薬が必要となるケースもある。

　頸椎が不安定な人では、首を前にかがめた状態で強い力が加わらないよう配慮する。愛嬌のある反面、日によって頑固や臆病になることもあるため、その日できる範囲で無理せず対応する。

　ダウン症候群の口腔内の特徴を表5に示す。歯列不正や口腔周囲筋が弱いことに加え、小児期から歯周病原細菌が定着しやすく、歯周病が進行しやすいため、定期的なプロフェッショナルケアが重要になる。

21番染色体

眼間離開
耳介低位
眼瞼裂斜上

早期老化傾向

心疾患の合併

頸椎が不安定

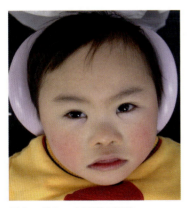

図3　ダウン症候群の顔貌

表5　ダウン症候群の歯科的特徴

歯	永久歯の先天欠如、矮小歯（永久歯）、円錐歯（上顎側切歯）、短根歯
顎・咬合	上顎劣成長、反対咬合、交叉咬合が多い、叢生、空隙歯列弓、高口蓋
舌	巨舌、溝状舌、舌突出癖
口唇	開口、口唇の乾燥
摂食	舌突出、丸呑み、かき込み食べ

2）強度行動障害

「知的障害児（者）であって、多動、自傷、異食等、生活環境への著しい不適応行動を頻回に示すため、適切な指導・訓練を行わなければ日常生活を営む上で著しい困難があると認められる者」と定義されている（1993年4月1日付厚生省児童家庭局長通知）。

噛みつきなどの直接的他害や、器物損壊などの間接的他害や自傷行為などが、通常考えられない頻度や方法で生じる（表6）。強度行動障害の多くは、知的障害や自閉スペクトラム症（自閉性障害）などの障害に加えて、不適切な対応が繰り返されることで生じると考えられているため、その行動の背景を理解することが重要である。対応にあたって、歯科医療スタッフとの関わりが本人にとって安心でき、心地よい状況になるよう心がける。そのため、本人の特性を理解し受け入れ、受容されていると実感してもらう必要がある。過剰な要求や過小評価をせず、できる範囲で構造化などを活用しながら穏やかに対応する。

強度行動障害
自傷

異食
食べ物ではないものを口にいれたり食べたりすること。

直接的他害
間接的他害

構造化

表6　強度行動障害判定基準表

行動障害の内容	1点	3点	5点
1. ひどい自傷	週に1・2回	一日に1・2回	一日中
2. 強い他傷	月に1・2回	週に1・2回	一日何度も
3. 激しいこだわり	週に1・2回	一日に1・2回	一日何度も
4. 激しい物壊し	月に1・2回	週に1・2回	一日何度も
5. 睡眠の大きな乱れ	月に1・2回	週に1・2回	ほぼ毎日
6. 食事関係の強い障害	週に1・2回	ほぼ毎日	ほぼ毎食
7. 排泄関係の強い障害	月に1・2回	週に1・2回	ほぼ毎日
8. 著しい多動	月に1・2回	週に1・2回	ほぼ毎日
9. 著しい騒がしさ	ほぼ毎日	一日中	絶え間なく
10. パニックがひどく指導困難			あれば
11. 粗暴で恐怖感を与え指導困難			あれば

上記基準によってチェックした結果、家庭にあって通常の育て方をし、かなりの養育努力があっても、過去半年以上さまざまな強度の行動障害が継続している場合、10点以上を強度行動障害とし、20点以上を特別処遇の対象とする。
（2012年8月20日付厚生労働省社会・援護局障害保健福祉部長通知　障発0820第4号「強度行動障害特別処遇加算費について」より）

（村上旬平）

引用文献

1）American psychiatric association：Diagnostic and statistical manual of mental disorders：DSM-5, 5th ed. Washington,DC：American psychiatric publishing, 33-41, 2013.
2）高橋孝雄：知的障害（精神遅滞）. 森川昭廣監修：標準小児科学，第7版. 東京：医学書院，667-678, 2009.

3 身体障害と口腔の特徴

> **おぼえよう**
> ①脳性麻痺(まひ)などの肢体不自由者が、身体障害者の約半数を占める。
> ②身体障害者は、自身による口腔の健康管理が困難な場合が多い。
> ③身体障害者の健康支援には、複数の職種が関与する必要がある。

1 身体障害のいろいろ

　身体障害とは身体機能に障害がある状態であり、身体に生じた恒久的な損傷や機能低下によって、日常生活や社会生活に制限を受けるものをいう。「身体障害者福祉法施行規則」では、障害の種類別に1級から7級までの等級が設けられている（表1）。

　厚生労働省が2008年に報告した「平成18年身体障害児・者実態調査結果」によれば、2006年7月時点での全国の身体障害者数（在宅）は約348万人、身体障害児数（在宅）は約9万人と推計されている。内訳では、肢体不自由が176万人（50.5％）、心臓などの内臓機能あるいは免疫機能に障害のある内部障害が107万人（30.7％）、聴覚・言語障害が34万人（9.8％）、視覚障害が3万人（8.9％）である。過去の調査結果と比較した場合、身体障害児数がおおむね一定であるのに対し、身体障害者については50年以上にわたり増加が続いている。また、2006年の推計では身体障害者全体の63.5％が65歳以上であった。

肢体不自由

内部障害

聴覚・言語障害
視覚障害

2 身体障害の原因

　身体障害の原因に関して、「平成18年身体障害児・者実態調査結果」では、身体障害者について、疾患によるものが20.7％、交通事故や労働災害などの事故によるものが9.8％、加齢が4.8％、出生時の損傷が2.3％となっている。また、身体障害児については、出生時の損傷によるものが19.2％、疾患が9.9％、事故が2.9％となっている。

　身体障害の原因には、上記のような後天的なものに加えて先天的なものがあり、先天的な障害の原因として、遺伝子の異常、妊娠中の薬物摂取や感染症などが挙げられるが、原因が不明のものも多い。上記の調査では、身体障害の原因となった疾患についても報告されており、身体障害者では心臓疾患が10.1％、脳血管障害が7.8％、骨関節疾患が6.8％であった。また、身体障害児

では脳性麻痺が25.9％、心臓疾患が13.3％であった。

脳性麻痺

1）神経・筋

　身体障害を理解するうえで、神経と筋についての基本的な知識は必須である。神経系は中枢神経と末梢神経に分けられる。中枢神経系は脳と脊髄で、脳は精神活動の場であり、また、脊髄とともに生命維持に必須な器官である。中枢神経の一部が損傷すると、その部位が担っていた機能が損なわれ、障害としてあらわれる。身体障害のうち、中枢神経に原因があるものとして脳性麻痺、脊髄損傷、脳血管障害などがあり、これらの疾患では上下肢の一部あるいは全体の筋の働きを制御することが困難で、運動機能が著しく低下していることが多い。

中枢神経
末梢神経

　末梢神経系は、中枢神経と体の各部位を結ぶ情報伝達路としての役目をになっている。脳と末梢を結ぶものを脳神経、脊髄と末梢を結ぶものを脊髄神経といい、脳神経は主として頭部にあるさまざまな器官の働きを支配し、脊髄神経は脳からのいろいろな信号を体幹や手足などに伝え、また、それらの部位からの感覚情報などを上位中枢に伝える役目をになっている。

2）感覚器障害

　脳神経は12対あり、視覚や聴覚、嗅覚、味覚などの感覚情報は脳神経を介して中枢に伝えられている。目や内耳などの感覚器の働きが何らかの理由で損なわれた場合には、感覚情報が発信されず、中枢にも伝達されない。しかしながら、これらの感覚が損なわれたり、異常をきたす原因は感覚器の異常だけとは限らない。表1に示されたさまざまな感覚器の障害について、感覚器そのものに問題があって機能を十分に発揮できないものと、感覚器は正常であっても末梢神経による情報の伝達に問題があるもの、末梢神経には異常がなく中枢神経の働きに問題があるものがあり、いずれにおいても感覚情報が正しく伝達あるいは処理されないことから、日常生活や社会生活に支障をきたす場合が多い。

（白川哲夫）

3. 身体障害と口腔の特徴

表1　身体障害者障害程度等級表

視覚障害

1 級	2 級	3 級	4 級	5 級	6 級
両眼の視力の和が0.01以下のもの	①両眼の視力の和が0.02以上0.04以下のもの	①両眼の視力の和が0.05以上0.08以下のもの	①両眼の視力の和が0.09以上0.12以下のもの	①両眼の視力の和が0.13以上0.2以下のもの	一眼の視力が0.02以下、他眼の視力が0.6以下のもので両眼の視力の和が0.2を超えるもの
	②両眼の視野がそれぞれ10°以内でかつ両眼による視野について視能率による損失率が95%以上のもの	②両眼の視野がそれぞれ10°以内でかつ両眼による視野について視能率による損失率が90%以上のもの	②両眼の視野がそれぞれ10°以内のもの	②両眼による視野の1/2以上が欠けているもの	

聴覚障害・平衡機能障害

1 級	2 級	3 級	4 級	5 級	6 級
	両耳の聴力レベルがそれぞれ100dB以上のもの	両耳の聴力レベルがそれぞれ90dB以上のもの	①両耳の聴力レベルがそれぞれ80dB以上のもの		①両耳の聴力レベルがそれぞれ70dB以上のもの
			②両耳による普通話声の最良の語音明瞭度が50%以下のもの		②一側耳の聴力レベルが90dB以上、他側耳の聴力レベルが50dB以上のもの
		平衡機能の極めて著しい障害		平衡機能の著しい障害	

音声機能・言語機能・咀嚼機能障害

1 級	2 級	3 級	4 級	5 級	6 級
		音声機能、言語機能または咀嚼機能の喪失	音声機能、言語機能または咀嚼機能の著しい障害		

肢体不自由　※7級に該当する障害は、2つ以上重複する場合でなければ身体障害者の手帳は受けられない。

	1 級	2 級	3 級	4 級	5 級	6 級	7 級
上肢	①両上肢の機能を全廃したもの	①両上肢の機能の著しい障害	①両上肢の親指および人差し指を欠くもの	①両上肢の親指を欠くもの	①両上肢の親指の機能の著しい障害	①一上肢の親指の機能の著しい障害	①一上肢の機能の軽度の障害
	②両上肢を手関節以上に欠くもの	②両上肢のすべての指を欠くもの	②両上肢の親指および人差し指の機能を全廃したもの	②両上肢の親指の機能を全廃したもの	②一上肢の肩関節、肘関節または手関節のうち、いずれかの一関節の機能の著しい障害	②人差し指を含めて一上肢の二指を欠くもの	②一上肢の肩関節、肘関節または手関節のうち、いずれか一関節の機能の軽度の障害
		③一上肢を上腕の1/2以上欠くもの	③一上肢の機能の著しい障害	③一上肢の肩関節、肘関節または手関節のうち、いずれか一関節の機能を全廃したもの	③一上肢の親指を欠くもの	③人差し指を含めて一上肢の二指の機能を全廃したもの	③一上肢の手指の機能の軽度の障害
		④一上肢の機能を全廃したもの	④一上肢のすべての指を欠くもの	④一上肢の親指および人差し指を欠くもの	④一上肢の親指の機能を全廃したもの		④人差し指を含めて一上肢の二指の機能の軽度の障害
			⑤一上肢のすべての指の機能を全廃したもの	⑤一上肢の親指および人差し指の機能を全廃したもの	⑤一上肢の親指および人差し指の機能の著しい障害		⑤一上肢の中指、薬指および小指を欠くもの
				⑥親指または人差し指を含めて一上肢の三指を欠くもの	⑥親指または人差し指を含めて一上肢の三指の機能の著しい障害		⑥一上肢の中指、薬指および小指の機能を全廃したもの
				⑦親指または人差し指を含めて一上肢の三指の機能を全廃したもの			
				⑧親指または人差し指を含めて一上肢の四指の機能の著しい障害			

37

肢体不自由　※7級に該当する障害は、2つ以上重複する場合でなければ身体障害者の手帳は受けられない。

	1級	2級	3級	4級	5級	6級	7級
下肢	①両下肢の機能を全廃したもの ②両下肢を大腿の1/2以上で欠くもの	①両下肢の機能の著しい障害 ②両下肢を下腿の1/2以上で欠くもの	①両下肢をショパール関節以上で欠くもの ②一下肢を大腿の1/2以上で欠くもの ③一下肢の機能を全廃したもの	①両下肢のすべての指を欠くもの ②両下肢のすべての指の機能を全廃したもの ③一下肢を下腿の1/2以上で欠くもの ④一下肢の機能の著しい障害 ⑤一下肢の股関節または膝関節の機能を全廃したもの ⑥一下肢が健側に比して10cm以上または健側の長さ1/10以上短いもの	①一下肢の股関節または膝関節の機能の著しい障害 ②一下肢の足関節の機能を全廃したもの ③一下肢が健側に比して5cm以上または健側の長さの1/15以上短いもの	①一下肢をリスフラン関節以上で欠くもの ②一下肢の足関節の機能の著しい障害	①両下肢のすべての指の機能の著しい障害 ②一下肢の機能の軽度の障害 ③一下肢の股関節、膝関節または足関節のうち、いずれか一関節の機能の軽度の障害 ④一下肢のすべての指を欠くもの ⑤一下肢のすべての指の機能を全廃したもの ⑥一下肢が健側に比して3cm以上または健側の長さ1/20以上短いもの
体幹	体幹の機能障害により座っていることができないもの	①体幹の機能障害により坐位または起立位を保つことが困難なもの ②体幹の機能障害により立ち上がることが困難なもの	体幹の機能障害により歩行が困難なもの		体幹の機能の著しい障害		
乳幼児期以前の非進行性の脳病変による運動機能障害	不随意運動・失調等により上肢を使用する日常生活動作がほとんど不可能なもの 不随意運動・失調等により歩行が不可能なもの	不随意運動・失調等により上肢を使用する日常生活動作が極度に制限されるもの 不随意運動・失調等により歩行が極度に制限されるもの	不随意運動・失調等により上肢を使用する日常生活動作が著しく制限されるもの 不随意運動・失調等により歩行が家庭内での日常生活に制限されるもの	不随意運動・失調等による上肢の機能障害により社会での日常生活活動が著しく制限されるもの 不随意運動・失調等により社会での日常生活活動が著しく制限されるもの	不随意運動・失調等による上肢の機能障害により社会での日常生活活動に支障があるもの 不随意運動・失調等により社会での日常生活活動に支障があるもの	不随意運動・失調等により上肢の機能の劣るもの 不随意運動・失調等により移動機能の劣るもの	上肢に不随意運動・失調等を有するもの 下肢に不随意運動・失調等を有するもの

心臓・腎臓・呼吸器・膀胱・直腸・小腸・免疫・肝臓の機能の障害

	1級	2級	3級	4級	5級	6級
心臓	心臓の機能の障害により自己の身辺の日常生活活動が極度に制限されるもの		心臓の機能の障害により家庭内での日常生活活動が著しく制限されるもの	心臓の機能の障害により社会での日常生活活動が著しく制限されるもの		
腎臓	腎臓の機能の障害により自己の身辺の日常生活活動が極度に制限されるもの		腎臓の機能の障害により家庭内での日常生活活動が著しく制限されるもの	腎臓の機能の障害により社会での日常生活活動が著しく制限されるもの		
呼吸器	呼吸器の機能の障害により自己の身辺の日常生活活動が極度に制限されるもの		呼吸器の機能の障害により家庭内での日常生活活動が著しく制限されるもの	呼吸器の機能の障害により社会での日常生活活動が著しく制限されるもの		
膀胱または直腸	膀胱または直腸の障害により自己の身辺の日常生活活動が極度に制限されるもの		膀胱または直腸の機能の障害により家庭内での日常生活活動が著しく制限されるもの	膀胱または直腸の機能の障害により社会での日常生活活動が著しく制限されるもの		
小腸	小腸の機能の障害により自己の身辺の日常生活活動が極度に制限されるもの		小腸の機能の障害により家庭内での日常生活活動が著しく制限されるもの	小腸の機能の障害により社会での日常生活活動が著しく制限されるもの		
免疫	ヒト免疫不全ウイルスによる免疫の機能の障害により日常生活がほとんど不可能なもの	ヒト免疫不全ウイルスによる免疫の機能の障害により日常生活が極度に制限されるもの	ヒト免疫不全ウイルスによる免疫の機能の障害により日常生活活動が著しく制限されるもの	ヒト免疫不全ウイルスによる免疫の機能の障害により社会での日常生活活動が著しく制限されるもの		
肝臓	肝臓の機能の障害により日常生活活動がほとんど不可能なもの	肝臓の機能の障害により日常生活活動が極度に制限されるもの	肝臓の機能の障害により日常生活活動が著しく制限されるもの（社会での日常生活活動が著しく制限されるものを除く）	肝臓の機能の障害により社会での日常生活活動が著しく制限されるもの		

4 身体障害を呈する疾患と口腔

> **おぼえよう**
> ①脳性麻痺では原始反射に注意し、ボバースの反射抑制姿勢（姿勢緊張調整パターン）などで不随意運動の軽減を図る。
> ②筋萎縮性側索硬化症（ALS）では、嚥下障害、呼吸困難に注意する。
> ③視覚・聴覚障害では、障害されていない感覚を利用してコミュニケーションを図る。
> ④内部臓器障害では疾患の状態、服用薬剤を把握し、全身状態をモニタリングする。

1 脳性麻痺

1）脳性麻痺とは

脳の早期発達障害による運動症候群。わが国では「受胎から新生児期の間に生じた脳の非進行性病変に基づく、永続的なしかし変化しうる運動および姿勢の異常」で、「その症状は2歳までに発現する」とされている。

原因は、出生前（先天奇形、胎内感染症、中毒、外傷など）、出生時（低出生体重、低酸素性虚血性脳症、頭蓋内出血など）、新生児期（感染症、外傷、脳血管障害、呼吸障害など）おのおのにあるが、近年の発生率は1,000出生に約2人とされ、早産児、超・極低出生体重児の生存率向上により、漸増の可能性も示されている。

2）臨床症状

以下に示す運動障害の性質と分布から「痙直型四肢麻痺」などと表現される。

(1) 運動障害の型による分類（各型が混合して特定できない混合型もある）

① 痙直型：最も頻度が高い。筋緊張、腱反射の亢進により、筋肉が硬く、つっぱる。ジャックナイフ様現象がみられる。変形・拘縮が起こりやすい。
② アテトーゼ型：痙直型の次に多い。本人の意思とは関係ない動き（非協調性不随意運動）が休みなく起こるが、精神的緊張や目的をもった行動により、不随意運動はさらに強くなる。
③ 失調型：協調運動および平衡機能障害により、姿勢保持・歩行が不安定。
④ 低緊張（弛緩）型：筋の著しい低緊張がみられる。
⑤ 固縮（強剛）型：関節を他動的に動かすと強い抵抗がある（鉛管様抵抗）。

脳性麻痺

運動および姿勢の異常

痙直型

> **ジャックナイフ様現象**
> 関節を他動的に動かすとき、ある範囲にくると急激に抵抗がなくなる現象。

アテトーゼ型
非協調性不随意運動
失調型
低緊張（弛緩）型
固縮（強剛）型

（2）麻痺部位による分類

①四肢麻痺：四肢に同程度の麻痺がある。
②両麻痺：上肢に比べ、両下肢の麻痺が強い。
③片麻痺：左右片側のみの麻痺。下肢に比べ、上肢の麻痺が強い。

3）原始反射

脳性麻痺では、中枢の発達とともに消失すべき原始反射が残存し、歯科治療中に異常姿勢・運動が生じることがあるので注意する。

①非対称性緊張性頸反射（図1a）
②緊張性迷路反射（図1b）
③咬反射：歯や歯槽堤に歯ブラシ、食具、ミラーなどが触れると、噛みしめる。

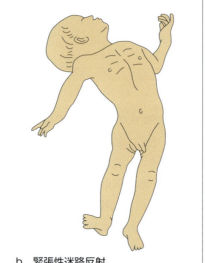

a. 非対称性緊張性頸反射
仰向けで頭部を一方に向けると、向けた側の上下肢が伸展し、反対側の上下肢が屈曲する。

b. 緊張性迷路反射
仰向けで頭部を軽度後屈させると全身と上下肢が伸展する。

図1　原始反射
（五味重春編：リハビリテーション医学全書15 脳性麻痺，第2版．東京：医歯薬出版，41-43，2005.）

4）合併症

てんかん（約50％）、視覚障害（約50％）、聴覚障害（約30〜40％）、言語障害（約70％）など多くの合併症をもつが、知的障害の合併は約50％である。姿勢や運動の異常、言語障害などから、知的障害があるように誤解されやすいので対応に注意する。また、加齢とともに、脊柱や四肢の変形・拘縮が増加する。障害が重度であるほど、心肺機能、摂食嚥下機能の障害も増加する。

5）脳性麻痺の口腔（図2）

(1) 歯および歯列・咬合

　口腔の協調運動が困難なため、自浄作用が働きにくく、食物の形態や口腔清掃の困難性もあり、う蝕リスクが高い。さらに、不随意運動や異常反射により歯科治療が困難な場合は未処置歯が多い。ブラキシズムによる著しい咬耗や、形成期の異常によるエナメル質形成不全がみられる。転倒による前歯外傷や、咬反射から食具などを噛んで歯の破折・脱臼を起こすこともある。舌の突出や口腔周囲筋の過緊張・口呼吸は、開咬、上顎前突、狭窄歯列弓、下顎前歯の舌側傾斜などの咬合異常を起こしやすい。

> ブラキシズム
> エナメル質形成不全

(2) 歯周組織・軟組織・その他

　ブラキシズムによる咬合性外傷と口腔清掃困難により、歯周疾患が多発する。特に、経管栄養では、自浄作用の低下と唾液の変化による歯石の多量沈着をみる。てんかんがある場合は、薬物性歯肉増殖症を呈することがある。転倒や発作、ブラキシズムによる口唇・頬粘膜・舌の損傷、咬傷がみられる。中枢神経系と口腔の協調運動障害は、摂食嚥下障害、流涎、口臭も起こす。

> 経管栄養
> 薬物性歯肉増殖症

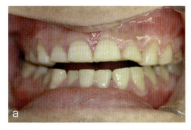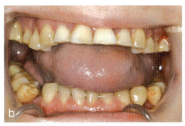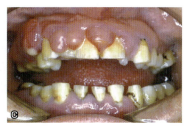

図2　脳性麻痺の口腔内
a：開咬と咬耗、b：上顎前突と下顎前歯の舌側傾斜、c：薬物性歯肉増殖症。

6）歯科的問題点と必要な配慮

- 関節を伸ばした診療体位は、不随意運動を誘発するため、姿勢緊張調整パターン（ボバースの反射抑制姿勢）が有効である（図3）。不安や緊張、疼痛も不随意運動を誘発するため、信頼関係の形成と疼痛管理が重要である。指や目などを使ったコミュニケーションも、事前に確認する。
- 咬反射に注意し、開口保持器やミラーの使用時には、歯の脱臼や破折、器具の破損、歯肉・粘膜の損傷に注意する。
- 不随意運動や異常反射による誤飲・誤嚥に注意し、小器具や装着物にはデンタルフロスを付けるなどの安全対策を行う。ラバーダムは、誤飲・誤嚥の防止や軟組織の損傷予防に有効だが、舌根沈下や開口による呼吸抑制も起こりうるので、パルスオキシメータなどによるモニタリングが望ましい。
- 過開口や嘔吐反射を誘発しないよう、丁寧な吸引を心がける。
- 不随意運動のコントロールが困難な場合は、鎮静法や全身麻酔を考慮する。

> **ボバースの反射抑制姿勢**
> 脳性麻痺の異常反射を抑制するため、タオルやクッションなどを使用し、頭部と肩甲帯、股関節と膝関節を屈曲させた体位。今日では、姿勢緊張調整パターンと呼ばれる。

> 誤飲
> 誤嚥
>
> パルスオキシメータ
> モニタリング

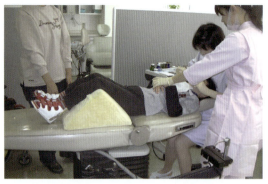

図3　脳性麻痺者の診療姿勢
診療椅子の背板やヘッドレストの角度を調整し、膝下にマットレスを挿入することで緊張を緩和する姿勢　緊張調整パターン（ボバースの反射抑制姿勢）を試みる。

2 筋萎縮性側索硬化症（ALS）

筋萎縮性側索硬化症

1）ALSとは

　運動ニューロンが進行性に変性する予後不良の疾患。筋萎縮や筋力低下が、片側の上肢か下肢、口腔などから現れるため、物を落とす、話しにくい、飲み込みにくいから始まり、徐々に拡大・重症化し、やがて呼吸障害に至るが、感覚、眼球運動、膀胱直腸には障害が起きにくく、意識は清明である。有効な治療法はなく、発症から2～4年で死に至る。

運動ニューロン

　特定遺伝子の異常も報告されているが、ほとんどは原因不明である。有病率は10万人に1～2.5人で、60～70歳代の男性に多い。

2）ALSの口腔

　舌筋の萎縮、線維束性攣縮がみられ、構音障害と摂食嚥下障害が出現する。また、口腔機能低下による流涎、食内容の変化と食物の停滞に伴い、歯周疾患が悪化する。顔面筋の反射亢進により、口をとがらせる反射などがみられる。

> **線維束性攣縮**
> 表面の筋肉がピクピクと不規則に動くこと。

構音障害
摂食嚥下障害

3）歯科的問題点と必要な配慮

- 進行性のため、診療前に毎回全身状態を確認する。
- 咽頭反射低下のため、誤飲・誤嚥に注意し、的確な吸引を行う。クッションや背板の角度を調整し、姿勢の安定を図り、呼吸循環をモニタリングする。
- 感覚・意識障害はないので、疼痛管理と患者の意思尊重に留意する。瞬き、眼球運動などの代替コミュニケーション手段を使用することもある。
- 病状の進行により、誤嚥・窒息の危険を考慮し、適切な食事介助と口腔ケアを指導する。

③ 重症心身障害

重症心身障害

1）重症心身障害とは

重度の肢体不自由と重度の知的障害が重複していることをいう福祉行政上の概念であり、疾患名ではない。

原因は、脳性麻痺と同様に、出生前では遺伝子異常、脳形成異常など、出生時では低酸素脳症や脳血管障害、低出生体重などだが、出生後は新生児期以降も含めた、髄膜炎（ずいまくえん）・脳炎後遺症、頭部外傷などである。

発生率は1,000出生に1人前後といわれる。近年、超重度障害児（超重症児）という言葉も使われる。

超重度障害児（超重症児）

重症心身障害児・者や筋ジストロフィーなどの患者のうち、呼吸管理や経管栄養などの常時医学的管理が必要な最重度の障害児のこと。

2）臨床症状と合併症

福祉行政に用いられる大島の分類[1]（図4）の1～4、すなわち、短時間座れる程度、知的障害は重度である。四肢の変形拘縮、脊柱側彎（せきちゅうそくわん）や股関節脱臼（こかんせつ）がみられ、易骨折性である（図5）。

てんかんが高頻度で（60～70％）合併する。多剤服用でもコントロール困難な難治性てんかんが多い。呼吸器疾患の合併も多く、誤嚥のため経管栄養となることも多い。腸閉塞、逆流性食道炎などの消化器疾患、視覚障害・聴覚障害の合併や、自傷（じしょう）の頻度も高い。このように、多数の障害があるため、急激な全身状態の悪化を起こしやすい。

難治性てんかん
経管栄養

視覚障害
聴覚障害

IQ
80
70
50
35
20
0
21 22 23 24 25
20 13 14 15 16
19 12 7 8 9
18 11 6 3 4
17 10 5 2 1
走れる
歩ける
歩行障害
座れる
寝たきり

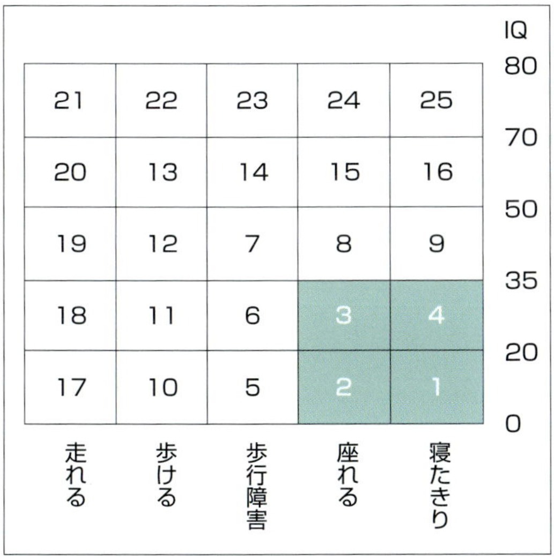

図4　大島の分類
横軸に移動機能レベル、縦軸にIQを用い、1～4を重症心身障害としている。
（大島一良：重症心身障害の基本的問題．公衆衛生 1971；35（11）：648-655.）

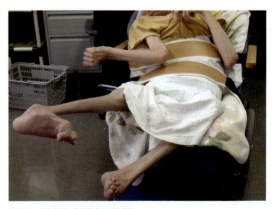

図5　重症心身障害の拘縮

第4章　障害の分類と特徴

3）重症心身障害の口腔

　基本的に脳性麻痺と同様で、う蝕や歯周病のリスクは高いが、低年齢から医学的管理を受け、適切な口腔管理が行われれば、う蝕や歯周疾患の罹患率も高くはない。胃食道逆流症がある場合は、酸蝕症を認める。

胃食道逆流症
酸蝕症

4）歯科的問題点と必要な配慮

・呼吸および循環障害のリスクが高いので、モニタリングと同時に、気道確保に留意する。特に、嚥下障害のある場合は、唾液でもむせることが多く、反射低下による不顕性誤嚥もあるので、適切な吸引と体位に注意する。

むせ

不顕性誤嚥

・易骨折性であるため、診療台への移乗、抑制に注意する。
・口腔周囲の過敏には、口腔ケアによる脱感作も重要である。

口腔ケア
脱感作

④ 感覚器障害

1）視覚障害

視覚障害

（1）視覚障害とは

　視覚機能（視力、視野、色覚、光覚、眼球運動など）が永続的に低下した状態。先天的または周産期の原因（奇形、網膜色素変性症、未熟児網膜症など）より、後天的な原因（緑内障、糖尿病性網膜症など）が多い。

（2）臨床症状と合併症

　両眼の視力の和が0.3未満を弱視、0.02未満を盲と呼ぶことが多い。脳性麻痺やダウン症候群で視覚障害を合併することがある。

（3）視覚障害者の口腔

　障害自体の特徴的な口腔症状はないが、口腔を視覚的に確認しにくいため、二次的にう蝕や歯周疾患のリスクが高く、重症化しやすい。転倒などによる前歯部外傷の頻度も高い。

（4）歯科的問題点と必要な配慮

・入室前に、患者動線の機械器具類を整理し、転倒防止や安全確保を行う。誘導時は、誘導者の肩や腕につかまってもらい、誘導する。
・周囲の状況や処置、使用器具などの理解に時間を要するので、丁寧に対応する。診療台の背板を倒す際や器具の使用時も、そのつど声かけを行う。
・視覚の代わりに聴覚・触覚が発達していることが多いので、自身の口腔や模型を触ってもらいながら説明する。歯磨きの動きは手を添えて指導する。

2）聴覚障害

聴覚障害

（1）聴覚障害とは

　音を伝える経路である外耳と中耳に原因があるために音が小さく聞こえる伝

音性と、内耳から奥の聴覚神経や脳へ至る神経回路に問題があるために音が歪んで聞こえる感音性に分類される。

身体障害者福祉法では、両耳の聴力レベルが70dB（デシベル）以上（大声の会話が理解不能）を聴覚障害としているが、40dB以上（通常会話で不便を感じる）でも補聴器の適応とされる。

原因は奇形や遺伝性などの先天的な原因と、ウイルスや薬物、突発性、老人性、腫瘍性などの後天的な原因がある。

（2）臨床症状と合併症

小児期から聴力がほぼなく、手話を使う聾者、聴力低下に対し、補聴器を使う難聴者、音声言語を獲得した後に聞こえなくなった中途失聴者と区別することもある。先天性または言語機能形成期に、聴覚を消失または低下した場合でも、昨今、人工内耳や補聴器、早期療育により、発話障害は軽減している。

口蓋裂では、滲出性中耳炎による難聴がみられることがある。先天性風疹症候群、ダウン症候群、脳性麻痺でも高率に難聴を合併する。

（3）聴覚障害の口腔

障害自体の特徴的な口腔症状はないが、コミュニケーションが困難なために受診機会が減り、二次的に未処置歯や喪失歯が多い場合がある。

（4）歯科的問題点と必要な配慮

補聴器装着時でも、患者の視線を確認してから声かけを行い、マスクを外し、唇の動きを示しながら、ゆっくり、はっきり話す。大声は音が割れて聞き取りにくく、プライバシーの問題もあるので注意する。器具や鏡、写真、模型、エックス線写真などを用い、筆談や手話、指を使ったサインや音声変換アプリなどを駆使したトータルコミュニケーションを図る。

3）先天性無痛症

先天性の全身性無痛覚を特徴とする疾患で、無発汗を伴う先天性無痛無汗症と無発汗を伴わない先天性無痛症がある。先天性無痛無汗症は知的障害を伴ない、日本に多く、200例ほどと推定されている。

無痛覚により、骨折・脱臼・熱傷などの外傷の診断が遅れ、また、反復することから歩行困難となることも多い。発汗低下がある場合は、高体温を生じやすい。

歯科的には、歯の萌出に伴い、指や舌、口唇の咬傷が必発する（図6）。過度の咬合や手指による歯の脱臼や自己抜歯もみられる。口腔外傷予防のため、早期から保護床を装着する必要がある。また、歯髄炎から骨炎などに拡大する例もあるので、う蝕予防処置も含めた長期管理を継続する。

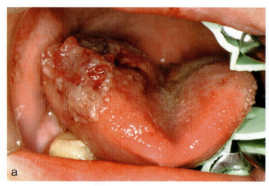 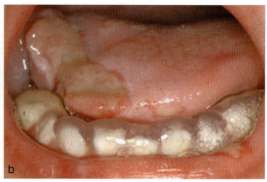

図6　先天性無痛症の口腔内
a：乳臼歯萌出による舌咬傷、b：保護プレート装着による治癒傾向。

4）平衡機能障害

内耳を中心とする末梢性、または中枢性原因のほか、糖尿病や循環器障害などにより、身体のバランスを保つことが困難な状態で、自覚的にはめまいを感じることも多い。女性および高齢者に多い。転倒による歯や口腔の外傷の頻度が高く、診療室内でも誘導、体位変換に注意する。

平衡機能障害

めまい

5）味覚障害

薬剤や口腔乾燥、全身疾患、亜鉛欠乏、加齢や外傷が原因で、味覚異常または消失が起こったもの。女性に多い。一般に、原因薬剤の変更、亜鉛製剤や鉄剤の投与などが行われるが、消化管での吸収障害の場合もある。

味覚障害

亜鉛欠乏

5 内部臓器障害

内部臓器障害

1）内部臓器障害とは

身体障害者福祉法では、心臓機能障害、腎臓機能障害、呼吸器機能障害、膀胱・直腸機能障害、小腸機能障害、肝臓機能障害、ヒト免疫不全ウイルスによる免疫機能障害（HIV感染症）を指す。高齢社会となり、内部障害と肢体不自由との重複障害が増加傾向を示している。

心臓機能障害
腎臓機能障害
呼吸器機能障害
膀胱・直腸機能障害
小腸機能障害
肝臓機能障害
HIV感染症

2）心臓機能障害の歯科的問題点

- 歯科治療中は、血圧、脈拍、経皮的動脈血酸素飽和度（SpO₂）などのモニタリングを行ったうえで、顔色、口唇の色、呼吸状態に注意する。
- 先天性心疾患（単心室、ファロー四徴症など）や人工弁置換患者などでは、歯科処置により**感染性心内膜炎**を起こす危険が高いため、術前に抗菌薬投与が必要なことがある。
- 抗血栓療法を行っている場合、出血傾向を示す。

先天性心疾患
単心室
人工弁置換
感染性心内膜炎

ファロー四徴症
肺動脈狭窄、心室中隔欠損、右心室肥大、大動脈騎乗を特徴とする先天性チアノーゼ性心奇形。

4. 身体障害を呈する疾患と口腔

・歯周病や歯科治療のストレスは直接循環動態に影響することがあり、口腔衛生管理は重要である。特に先天性心疾患児では、甘味嗜好や口腔清掃が不十分な場合もあり、早期からの口腔管理が望ましい。

3）呼吸器機能障害の歯科的問題点

・治療中は呼吸が楽な姿勢をとり、血圧、脈拍、SpO_2などのモニタリングを行うが、SpO_2は常に低い場合も多いので、常態を把握しておく。顔色、呼吸に注意し、適宜休憩する。唾液・注水の誤嚥に注意し、頻回の吸引を行う。

・慢性呼吸不全の患者は、在宅酸素療法により、口腔が乾燥しやすいため、適切な口腔ケアが必要である。 | 在宅酸素療法

・気管支喘息では、ステロイド療法により感染しやすいことがあるので注意する。発作が起こりやすい状況と対処法を確認する。 | 気管支喘息

4）腎臓機能障害の歯科的問題点

・腎性高血圧や心肥大を合併することがあり、血圧のモニタリングが必要である。抗凝固療法を行っている場合や、透析当日は出血傾向を示す。 | 透析

・ステロイド薬の長期投与により、免疫低下、創傷治癒不全が起こりやすい。 | ステロイド薬

・カルシウムの代謝異常から骨折しやすく、骨粗鬆症予防のためにビスホスホネートを使用している場合がある。 | ビスホスホネート

・免疫抑制剤であるシクロスポリンAの服用による歯肉増殖症を認めることがある。

❻ 口腔・顔面の奇形

　口腔・顔面の奇形では、裂奇形に対する形成術から鼻翼などの修正まで、また、構音障害に対する言語訓練や耳鼻科疾患への対応、歯列不正に対する矯正処置など、多科・多職種による出生時から成人に至るまでのチームアプローチが必要となる。 | チームアプローチ

1）口唇裂・口蓋裂

口唇裂・口蓋裂

　頻度は人種により差があり、日本では約600人に1人。唇顎口蓋裂では、生後早期に口蓋床を装着することで、鼻咽腔閉鎖不全による哺乳障害に対応すると同時に、上顎の成長も促すが、口蓋床や矯正装置は不潔域を増加させ、う蝕リスクは高くなる。特に、裂部の歯は形成不全の頻度が高く、清掃も困難なため、早期からの口腔衛生管理が重要である。 | 口蓋床 / 鼻咽腔閉鎖不全

47

2）ロバン連鎖（ピエールロバン症候群）

　小顎症、舌根沈下および気道閉塞を特徴とする症候群。口蓋裂も高頻度で合併する。発生頻度は1万人に1人前後。開口量と下顎の保持に注意し、呼吸状態をモニタリングする。

3）トリチャー・コリンズ症候群

　第一および第二鰓弓（さいきゅう）の発生異常による顔面の低形成、垂れ下がった目尻、難聴、口蓋裂、小下顎症および耳介変形を特徴とする症候群で、発生頻度は5万人に1人。小下顎症に伴う気道閉塞に注意し、難聴への対応も考慮する。

4）無（減）汗型外胚葉異形成症（がいはいよう）

　汗腺低形成による減汗、老人様顔貌（ろうじんようがんぼう）と、薄い頭髪・眉毛、歯数不足、歯の形成異常を特徴とする疾患で、発生頻度は10万人に1人。小児期からの義歯製作、歯冠修復、口腔乾燥による摂食・嚥下困難への対応を必要とする。

7 その他の障害

1）骨形成不全症

　骨粗鬆症、易骨折性と進行性の骨変形を主症状とする遺伝性疾患。主にⅠ型コラーゲン遺伝子の変異による。発生頻度は2万〜2万5千人に1人。青色強膜、象牙質形成不全、関節皮膚の過伸展、難聴、心血管異常を伴うことが多い。

　たび重なる骨折により四肢機能障害を起こしやすい。移乗時や体動抑制時の骨折に注意を要する。ビスホスホネートの服用にも注意する。

　象牙質形成不全症ではオパール様の黄褐色半透明の歯を呈し、咬合によりエナメル質が容易に剝がれる。エックス線写真で歯髄腔の狭窄・消失、短い歯根、歯頸部の狭窄を認める（図7）。反対咬合を呈することも多い。象牙質形成不全症では歯内療法が困難なため、う蝕予防が重要である。

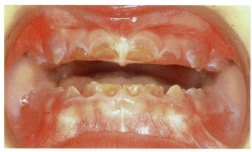
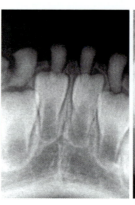
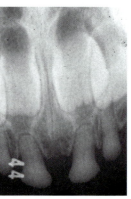

図7　象牙質形成不全症の口腔内およびエックス線写真

2）二分脊椎

脊椎の形成が不完全なため、脊髄の一部が露出し、さまざまな神経障害を呈する。出生時に明らかな皮膚欠損を伴う顕在性と、成長に伴い神経症状が出現する潜在性がある。下肢の変形、運動・感覚・膀胱直腸障害を伴い、特に顕在性では呼吸・嚥下障害や、水頭症を伴うことが多い。発生頻度は1万人に5～6人。歯科治療時は、下肢の変形等に対する姿勢の配慮、水頭症のシャント術が行われている場合は頸部圧迫への注意、呼吸・嚥下障害がある場合は呼吸管理やバキューム操作に注意する。

（大島邦子）

> 二分脊椎

引用文献
1) 大島一良：重症心身障害の基本的問題．公衆衛生 1971：35（11）：648-655．
2) 五味重春編：リハビリテーション医学全書15 脳性麻痺，第2版．東京：医歯薬出版，41-43，2005．

5 精神障害と口腔所見

おぼえよう

① 抗精神病薬を飲んでいる人は、口腔乾燥や不随意運動が生じやすい。
② 抑うつ状態の人は、通院や歯磨きなどの意欲が低下しやすい。
③ 神経発達症（発達障害）には、自閉スペクトラム症（自閉性障害）、注意欠如多動症（注意欠陥多動性障害）〈ADHD〉、限局性学習症（学習障害）〈LD〉などが含まれる。
④ 神経発達症（発達障害）では、その感覚世界を理解し、個々に応じた配慮をする必要がある。

1 統合失調症（schizophrenia）

（1）概要

統合失調症は、約100人に1人でみられ、10代後半から20代に多く発症する[1]。発症すると、神経の過剰な興奮による陽性症状や、心身のエネルギー低下による陰性症状を示す。陽性症状には、ありもしないことを信じ込む（妄想）、誰もいないのに悪口が聞こえる（幻聴）、人に見えないものが見える（幻視）、理由なく強い不安や焦りを感じる、自分の考えがもれて誰かの考えが入ってくると感じる（思考障害）などの症状が含まれる。陰性症状には、集中力が低下する、やる気が出ない、うつ状態になる、感情の起伏が乏しくなるなどの症状が含まれる。

> 陽性症状
> 陰性症状
> 妄想
> 幻聴
> 幻視
> 思考障害

抗精神病薬と抗不安薬や抗うつ薬などを組み合わせた投薬治療が行われ、治療中は前兆期→急性期→休息期→回復期という経過をたどることが多い。

(2) 口腔の特徴

陰性症状による口腔清掃の意欲低下や薬物による唾液減少があると、う蝕、歯周病や誤嚥性肺炎が発症しやすい。また、薬物の副作用として、オーラルディスキネジア（口周辺や舌の異常な運動、舌のもつれ）、手足の不随意運動、ジストニア（顔や首の強いこわばり、首のそり返りなど）を生じることがある。

(3) 対応

受容的態度で接し、ストレスを与えないよう心がける。抗精神病薬とエピネフリンの併用で血圧低下する場合があり、浸潤麻酔時は注意を要する。誤嚥性肺炎の予防に、口腔ケアとともに、とろみ食品を用いることもある。

> **統合失調症の再発**
> 抗精神病薬の効果は、飲み続けなければ持続しない。薬の飲み忘れをはじめ、ストレスや大きなショックが重なったときに、統合失調症の症状が再発することがある。

オーラルディスキネジア

ジストニア

不随意運動
身体の不随意運動をディスキネジア、ジスキネジアなどと呼ぶ。

2 うつ

(1) 概要

うつは、主に気分がふさぎ意欲がわかないなどの症状を示し、「心の風邪」ともいわれ、多くの人が発症する。大きく「大うつ病」と「双極性障害」に分けられる。

大うつ病
双極性障害

a. 大うつ病（うつ病）

DSM-5では、「抑うつ状態」または「興味や喜びの減退」があり、さらに、同じ2週間に**表1**の症状のうち5つ以上がほぼ毎日あるものと定義されている[2]。男女比は1：1.5〜2で、各年齢層で広く発症する。発症率は5％以上である[1]。

抑うつ状態
憂うつ、気分が落ち込むなど、生きるエネルギーが乏しくなり、身体に不調があらわれた状態。

表1　大うつ病の症状

1. 体重や食欲がひどく減少したり、増加したりする
2. 眠れなかったり、眠りすぎたりする
3. イライラしたり、動けなくなったりする
4. 疲れやすかったり、気力がなくなったりする
5. 「自分はどうしようもない人間だ」などと考える
6. 考えが進まず、集中力が落ちた状態が続く
7. 「死んだほうが楽だ」などと考える

b. 双極性障害（躁うつ病）

気分が落ち込む「抑うつ状態」と気分が高揚する「躁状態」を繰り返す。

躁うつ病

躁状態になるとよくしゃべり、睡眠時間が少なくなるなど活動が活発化するが、抑うつ状態になると活動の意欲が低下する。性差はなく、95％が20代半ばに発症する。発症率は約1％である[1]。

(2) 口腔の特徴

口腔ケアや通院への意欲低下と、薬物の副作用による唾液減少があると、う蝕や歯周病を発症しやすい。

(3) 対応

抑うつ状態の人を責めたり、はげましたりすると、病状が悪化することがあるため注意する。気分の日内変動がある場合は、調子のいい時間帯を選ぶことも有効である。口腔清掃指導は、本人の余力を考えながら、無理のない範囲で行う。

> **日内変動**
> 一般に、うつ病の症状は目を覚ました直後に最も悪く、昼過ぎや夕方にかけて気分がよくなる。

うつ病の患者が感じていること
・受診時にできないことがあるだけで、絶望感を感じ無気力になってしまう。
・医療スタッフに嫌われないため、気さくな患者になりきる。その結果疲れ果て、次の予約日に行けなくなる。

③ 認知症

(1) 概要

認知症の主な症状は、物忘れ（記憶障害）である。DSM-5では、①以前より認知機能（判断、計算、理解、学習、思考や言語など）が低下し、②症状が日常生活に影響し、③せん妄を原因とせず、④他の精神疾患で説明できないものと定義している[2]。脳障害による中核症状と、日常生活の混乱から生じる周辺症状がある[3]（図1）。原因には、脳の変性（アルツハイマー病）や脳血管障害などがある。

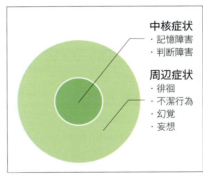

図1　認知症の症状
（森　敏：認知症のとらえ方・対応の仕方，第4版．京都：金芳堂，7，2010．）

a．アルツハイマー型認知症

脳の萎縮が生じ、発症前期→初期→中期→末期と約10年かけ進行する（表2）。70歳前後の女性で発症しやすい。物忘れの自覚はない。取りつくろい反応、被害妄想や人格変化がみられやすい。食事したことを忘れ、過食することもある。

物忘れ
認知機能

> **せん妄**
> 意識混濁と幻覚や錯覚がみられる状態。

中核症状
周辺症状
アルツハイマー病
脳血管障害
脳の萎縮

> **取りつくろい反応**
> 記憶は全くないかもしれないのに、まるで覚えているかのように振る舞う反応。

被害妄想
人格変化

b. 血管性認知症

　脳梗塞や脳出血などで生じ、60代の男性に多い。脳梗塞などを再発するたび段階的に進行する。初期は物忘れを自覚しており、人格は比較的保たれやすい。

c. レビー小体型認知症

　レビー小体というタンパクが脳に蓄積する。幻覚、転びやすい、動作が鈍いなどの症状が徐々に進行する。その日の調子により症状の変化が大きい。

d. 前頭側頭型認知症

　前頭葉と側頭葉が徐々に萎縮する。65歳未満に発症することが多く、同じ行動を繰り返したり、自分勝手な行動をとったり、言葉が出なくなるなどの症状がある。

表2　アルツハイマー型認知症のステージと症状

発症前期	不安、抑うつ、物忘れ
初期	思い出せない、覚えておけない、時間の感覚がなくなる
中期	言葉が思い出せない、服を着ることができない、物は見えるが認識できない
末期	人格変化、眼は動かすが身動きせず言葉も発さない

（2）口腔の特徴

　薬物の副作用による唾液減少や、口腔ケアの不足による食渣の停滞があると、う蝕や歯周病が発症しやすい（図2）。食べこぼし、よだれや食行動の異常がみられることがある。

（3）対応

　自尊心を傷つけない、楽しく笑顔を忘れない、正面から声をかけ、ゆっくり、はっきり、シンプルに話して真剣に聞く、失敗しても責めない、できることは自分でやってもらうなどが重要である[6]。

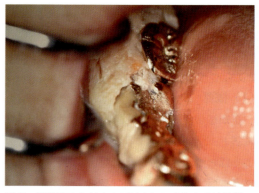

図2　認知症のある人の口腔内にみられた食渣停滞

> **MEMO**
>
> **パーソンセンタードケア**
>
> 認知症の人を中心としたケアの重要性が提唱されている。認知症の人が生きている世界に寄り添い、価値観を認めながら、一人ひとりの特性に合ったケアを行う手法である[4]（図3）。
>
>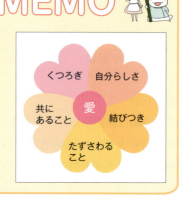
>
> 図3　パーソンセンタードケアにおける認知症のある人の心理的ニーズ
> （遠藤英俊：よくわかる認知症Q＆A—知っておきたい最新医療とやさしい介護のコツ．東京：中央法規出版，91，2012.）

5．精神障害と口腔所見

❹ 神経発達症（発達障害）

　神経発達症（発達障害）は「自閉スペクトラム症（自閉性障害）、限局性学習症（学習障害）、注意欠如多動症（注意欠陥多動性障害）その他これに類する脳機能の障害であって、その症状が通常低年齢において発現するものとして政令で定めるもの」（発達障害者支援法より改変）である。

1）自閉スペクトラム症（自閉性障害）〈ASD〉

（1）概要

　自閉スペクトラム症（自閉性障害）は、社会性、コミュニケーションや想像力などに障害があり、さらに感覚過敏や鈍麻などで、社会生活に困難を生じたものである。知的障害を伴う「自閉症」から、伴わない「アスペルガー症候群」や「高機能自閉症」までを連続した一続きのものとしている[2]（図4）。

　自閉スペクトラム症（自閉性障害）の人は、会話や共感が難しく、視線、身ぶりや表情などの非言語コミュニケーションをうまく使えず、友人や仲間との関係づくりが苦手であることなどから、社会と協調した生活を送りづらい。また、変化への恐れや不安から、同じような行動や発言を繰り返したり、いつも同じ状態であることにこだわったりする。感覚が異常に敏感であったり、鈍感であったりすることがあり、言語理解よりも視覚の認知が優れていることが多い。

（2）口腔の特徴

　味覚、嗅覚、視覚や触覚などにこだわりがあったり、過敏であったりすることで偏食がある人や、触覚過敏などによるブラッシングの偏りがある人では、う蝕や歯周病を発症しやすい。過度のブラッシングにこだわり、歯肉が退縮している場合もある。

（3）対応

　本人や保護者の意見や観察から、患者本人の特性をよく把握することが基本である。

a．不安や恐怖の除去と構造化

　不安や恐怖の原因には、未知のもの（新しい場所、スタッフ、手順や器具）、不快な体験の記憶、突然の予定変更、終わりのわからないままの我慢、子どもの泣き声、周囲の人の発する言葉や保護者の不安感などがある。不安や恐怖の原因を把握し、除けるものは除き、克服すべきものは少しずつ慣れてもらうよう練習する。

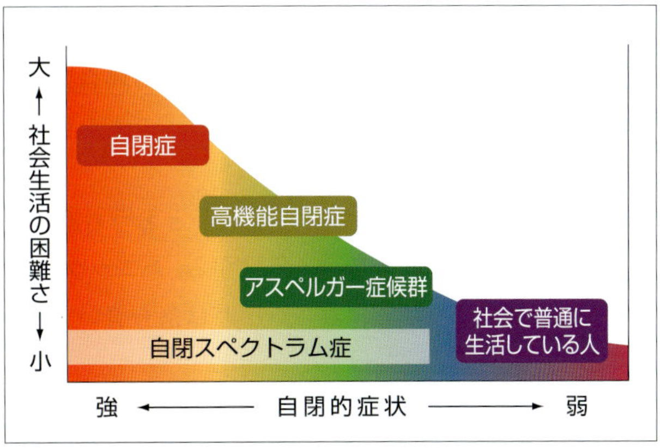

自閉スペクトラム症

2013年に、DSM-5（精神障害の診断と統計の手引き）が改訂され、用語の日本語表記が新しくなった。自閉症→自閉スペクトラム症
なお、本書では、「自閉スペクトラム症（自閉性障害）」と、（）内に歯科衛生士国家試験出題基準を併記している。
「アスペルガー症候群」と「高機能自閉症」は、診断名から抹消された。

アスペルガー症候群

自閉症の特徴があり、知的や言語の遅れのないもの。

非言語コミュニケーション

図4　自閉スペクトラム症

偏食

周囲の環境の意味をわかりやすく整理するための「構造化」が有効である場合が多い。たとえば、診療手順のパターン化、絵や写真などで治療手順や終わりが視覚的にわかる工夫などである（図5）。抑制や無理強いは、トラウマを与えることがあるため注意する。パニックを避けるため、予定の変更を前もって本人に説明することも有効である。

b. 感覚過敏への配慮

身体に触れられることや特定の音を嫌がるなど、感覚過敏の症状があれば、感覚刺激をおさえた環境整備や対応が必要となる。周囲の器具や人などを見えなくする、照明や外の光がまぶしくないようにする、音を聞こえにくくするなどの工夫を行う。口の中を触られることを嫌がる場合でも、自分で歯ブラシなどを口の中に入れることから始めると、抵抗が少なくなることがある。スケーリングやSRPの際に処置歯の近くにレストを置く、歯種に合った器具を選ぶなど、痛みを感じさせないような配慮も必要である。感覚に慣れる必要がある場合は、刺激が苦痛にならないよう注意しながら、時間をかけてトレーニングを行う。

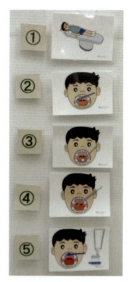

図5　絵カードによる視覚支援の例

構造化
アメリカ・ノースカロライナ州のTEACCHプログラム（自閉スペクトラム症の療育プログラム）により、提唱された方法で、環境を当事者にとって意味のあるものに組み立て直す手法で、大きく分けて物理的構造化と視覚的構造化がある。
→ p.114「③構造化と視覚支援」参照。

感覚過敏

c. その他

「痛い？」との問いかけに「痛い」とおうむ返しすることもあるので、言葉だけで症状を判断しないようにする。パニックの原因は前もって把握して、できるだけ発生を防ぎ、パニック時は落ち着いて周囲の安全確保や場面の転換などに努める。

おうむ返し

パニック

2）注意欠如多動症（注意欠陥多動性障害）〈ADHD〉

(1) 概要

注意欠如多動症（注意欠陥多動性障害）〈ADHD；attention-deficit hyperactivity disorder〉は、発達段階と明らかに釣り合わず、社会的に不適応を起こすほどの「不注意」「多動性」「衝動性」が6か月以上持続したものである。知的発達は遅れず、症状は自閉スペクトラム症（自閉性障害）や他の精神障害に起因するものではない。「不注意」では、うっかりミスが多い、宿題などの集中力を要する作業を嫌う、注意がそれやすいなどの症状がみられる。「多動性」では、じっとしないといけない場面でその場を離れる、過剰に動きすぎるなどの症状がみられる。「衝動性」では、順番を待てない、人が話している途中でさえぎる、場違いで不適切な発言をするなどの症状がみられる。治療薬として、メチルフェニデート塩酸塩（コンサータ®）、アトモキセチン塩酸塩（ストラテラ®）、グアンファシン（インチュニブ®）が用いられる。

不注意
多動性
衝動性

コンサータ®
ストラテラ®
インチュニブ®

(2) 口腔の特徴
外傷を負うことがあり、歯の破折や脱臼などを生じることがある。

(3) 対応
保護者や本人から十分に情報を得る。不注意が強い場合は可撤性装置などを忘れやすく、説明も忘れがちであるため、紙に書いて渡すなどの配慮が必要である。多動性により、不自然なほど走り回ったり、高い所へ上がったりするときは、診療台周辺の安全確保が必要で、待ち時間が長くならないような配慮を行う。衝動性により、目の前のことに飛びつきがちであるため、できるだけ集中できるよう、刺激の少ない環境をつくる。不安なことや嫌なことに対して、感情が高ぶることがあるので、患者本人に「今から何をするのか」を説明する。

3）限局性学習症（学習障害）〈LD〉
(1) 概要
LD（learning disability, learning disorder）は、限局性学習症（学習障害）と呼ばれ、読む、書く、計算などのいずれかが困難な状態である。「読書障害（ディスレクシア）」では、語を正しく読むことや速く流暢に読むことなどが困難である。「書字障害」では、正しく綴ること、文法や句読点を正確に使うことや、明快な文章表現が困難である。「計算障害（ディスカリキュリア）」は、正確で流暢に計算することや、算数の問題を正確に解くことが困難である。

(2) 口腔の特徴
限局性学習症（学習障害）がある人に特有の口腔症状はない。

(3) 対応
指導の際には、繰り返しとフィードバックが重要であり、絵、写真や文字など、具体的なコミュニケーションツールを用いることも有用である。

（村上旬平）

引用文献
1）山下　格：精神医学ハンドブック，第7版．東京：日本評論社，79-141，2010．
2）American psychiatric association：Diagnostic and statistical manual of mental disorders：DSM-5, 5th ed. Washington,DC：American psychiatric publishing, 50-74, 99-105, 602-614, 2013.
3）森　敏：認知症のとらえ方・対応の仕方，第4版．京都：金芳堂，6-8，2010．
4）遠藤英俊：よくわかる認知症Q＆A―知っておきたい最新医療とやさしい介護のコツ．東京：中央法規出版，90-91，2012．

> **MEMO　小さな変化や成長を保護者と喜ぶ**
> 保護者は、子どもの歯科治療に不安をかかえており、うまくできないと罪悪感をもつこともある。保護者に共感し、安心感を与えることも大切である。神経発達症（発達障害）があっても時間をかけるとできることが増えていく。歯科衛生士には、子どもの小さな変化や成長を見逃さず、保護者と成長の喜びを分かち合えるような関係をつくることが求められる。

6 高次脳機能障害

おぼえよう

①高次脳機能障害とは、脳が部分的に損傷を受けたために生ずる、言語能力や記憶能力、思考能力、空間認知能力などの認知機能や精神機能の障害をさす。
②高次脳機能障害の原因としては、脳卒中が最も多く60～70％を占め、次いで脳外傷、低酸素脳症、脳腫瘍、脳炎などの感染症がある。
③注意障害とは、注意の分配困難を示す障害をいう。
④半側空間無視とは、目の前の空間の半分に注意が向かない障害で、特に左側が多い。
⑤失語症は、大脳の言葉を理解し生み出すことに関わる領域が、脳卒中や事故などの原因で損傷された場合に生じる。

1 高次脳機能障害の原因と症状

高次脳機能障害

　高次脳機能障害とは、病気や交通事故による頭部のけが、脳卒中などの原因で、脳が部分的に損傷を受けたために生ずる、言語能力や記憶能力、思考能力、空間認知能力などの認知機能や精神機能の障害をさす。注意力や集中力の低下、比較的古い記憶は保たれているのに新しいことは覚えられない、感情や行動の抑制がきかなくなるなどの精神・心理的症状が現れ、周囲の状況にあった適切な行動が選べなくなり、生活に支障をきたすようになる。外見上ではわかりにくいため、周囲の理解が得られにくいといわれている。
　高次脳機能障害をもたらす主な原因として、脳血管障害、脳外傷、低酸素脳症などが挙げられ、この障害を呈する疾患の60～70％を脳血管障害が占め、次いで脳外傷、低酸素脳症、脳腫瘍、脳炎などがある。脳血管障害は、脳の血管が詰まったり破れるなどして、脳の機能が十分に働かなくなる病気の総称で、脳梗塞、脳出血、くも膜下出血などがある。脳外傷は、脳を覆っている頭蓋骨が外からの何らかの力で損傷され、脳が傷つくもので、原因として多いのは交通事故で、男性に目立つ。低酸素脳症は、本来酸素を非常に必要とする脳に、一時的に酸素が供給されなくなって障害が起きるもので、心筋梗塞などによる心臓停止、窒息、溺水、喘息、一酸化炭素中毒などがある。
　日常生活場面では、たとえば、時間と場所の感覚がない（見当識の障害）、今朝の朝食の内容が思い出せなくなった（記憶障害）、仕事に集中できなくなった（注意障害）、計画が立てられなくなった（遂行機能障害）、言葉が上手に話せなくなり、人の話が理解できなくなった（失語症）、指示された動作や意図

した行動が取れない（失行）、左側にあるおかずが目にとまらず残してしまうようになった（左半側空間無視）、物事を人から言われないと始められない（発動性の低下）、自分自身の障害が認識できず障害がないかのような言動をみせる（病識の欠如）など、さまざまな症状がみられる。

② 注意障害

注意障害

注意障害とは、仕事にじっくりと集中できないなどの注意の持続困難、作業が始まるとほかの人の声かけに適切に反応できないなどの注意の分配困難などの障害である。ボーっとしている、火を消し忘れる、外部の音が気になって仕事に集中できないなどの症状がある。

対応例としては、注意を維持できる時間を決め、その範囲内で作業を終える、休息を十分にとる、危険な場面に遭遇しないように環境を配慮する、作業はできるだけ静かな場所を設定するなどがある。

③ 記憶障害

記憶障害

記憶障害は、新しいことの記憶が困難、最近のことが思い出せない、約束ができないなどの障害で、昨日どこに行ったか覚えていない、約束を忘れる、仕事を覚えられないなどの症状がみられる。

対応例としては、メモやスケジュール帳などの代償手段を取り入れる、体を使って何度も繰り返し練習するようにするなどがある。

④ 遂行機能障害

遂行機能障害

遂行機能障害は、日常生活や仕事の内容を計画して実行することの障害で、家事を計画的にこなせない、仕事のトラブルを解決できない、効率的に仕事をこなせない、物事の優先順位がつけられないなどがみられる。

対応例としては、作業の内容を順序だてて掲示する、仕事を単純化し、一つ一つをこなして次に進むようにするなどが有効である。

⑤ 行動と感情の障害

高次脳機能障害では、自分の行動や感情をコントロールすることの障害がみられる。やる気がない、元気がない、引きこもりがち、怒りやすい、暴言、暴力、こだわりやすい、後先のことを考えずに行動してしまう、感情が顔に出やすいなどがある。

対応例としては、本人の意思や役割を尊重する。突然の変化に対応しにくい

ことを周囲が理解する、感情がコントロールできず興奮している場合は話題や場所を変えるなどを考慮する。

⑥ 半側空間無視

半側空間無視

半側空間無視とは、目の前の空間の半分に注意が向かない障害で、特に左側が多く、移動中に左側にあるものにぶつかる、食卓の左半分のおかずがわからず食べ残す、車椅子の左側のブレーキをかけ忘れるなどがみられる。

対応例として、移動中に左側にあるものにぶつかることを意識する、食卓では全体を見渡す習慣をつける、車椅子の移乗の際は、片側のブレーキをかけるときに言葉に出しながら行うことを習慣にするなどがある。

⑦ 失語症

失語症

大脳には言葉を理解し、生み出すことに関わる領域があり、その領域が脳卒中や事故などさまざまな原因で損傷された場合に、失語症が生じる。失語症では、言葉の機能がすべて障害されるのではなく、聴く、話す、読む、書くといった脳と言語活動を行う器官（耳、口、目、手）との間の神経の結びつき、あるいは音、意味、文の組み立て、社会的状況に合わせて言葉を使うことといった、言葉そのものの性質によってうまく使えることと使えないこととの違いが起こる。

たとえば、発音として話をすることはできなくても、漢字で書くことができるといったことが起こる。言語を回復させるうえでも、社会生活でほかの人と交流するうえでも、よく保たれた言葉の機能を用いて、障害を受けた機能を補うことができる。うまく話をすることができなかったとしても、意思を通じる方法があることを周りの人にわかってもらう必要がある。

（柿木保明）

7 特定疾患（難病）

おぼえよう

①ベーチェット病は、口内炎のほか、消化管や外陰部の潰瘍、皮膚症状、眼症状、関節炎や血管炎などの症状を示す慢性再発性炎症性疾患である。
②全身性エリテマトーデスは、自己免疫疾患とされ、顔面紅斑や口腔内潰瘍がみられる。
③天疱瘡は、水疱が特徴で破れやすく、尋常性天疱瘡は口腔粘膜にびらんが目立つ。
④パーキンソン病は、錐体外路症状を示す進行性の疾患である。

1 特定疾患（難病）の定義

難病

　特定疾患は難病とも呼ばれる。難病は、医学的に明確に定義された病気の名称ではなく、いわゆる「不治の病」に対して社会通念として用いられてきた言葉であるため、難病であるか否かは、その時代の医療水準や社会事情によって変化する。

　1972（昭和47）年の難病対策要綱では、難病は、「①原因不明、治療方針未確定であり、かつ、後遺症を残すおそれが少なくない疾病。②経過が慢性にわたり、単に経済的な問題のみならず介護等に著しく人手を要するために家族の負担が重く、また精神的にも負担の大きい疾病」と定義されている。

　主な難病には、脊髄小脳変性症、シャイ・ドレーガー症候群、モヤモヤ病（ウィリス動脈輪閉塞症）、正常圧水頭症、多発性硬化症、重症筋無力症、ギラン・バレー症候群、フィッシャー症候群、筋萎縮性側索硬化症、パーキンソン病、ハンチントン病、突発性難聴、特発性両側性感音難聴、メニエール病、再生不良性貧血、溶血性貧血、アミロイドーシス、ベーチェット病、全身性エリテマトーデス、多発性筋炎・皮膚筋炎、シェーグレン症候群、成人スティル病、バージャー病、ウェゲナー肉芽腫症、強皮症、悪性関節リウマチ、スモン、天疱瘡などがある。

　難治性疾患克服研究事業における臨床調査研究対象疾患331疾患（2018年時点）のうち、診断基準が一応確立し、かつ難治度、重症度が高く、患者数が比較的少ないため、公費負担の方法をとらないと原因の究明・治療法の開発などに困難をきたすおそれのある疾患については、医療費の自己負担の軽減（特定疾患治療研究事業）対策をしている。

第4章　障害の分類と特徴

❷ 口腔に症状のある難病

　難病には、口腔内や口腔機能に症状を現すものもある。主なものとして、ベーチェット病、全身性エリテマトーデス、シェーグレン症候群、天疱瘡、パーキンソン病などがある。

1）ベーチェット病

　ベーチェット病（Beçhet's disease）は、再発・寛解を繰り返す原因不明の慢性疾患で、自己免疫疾患の一つとされている。膠原病類縁疾患と呼ばれ、近年では、その本体は血管炎であると考えられている。

　ベーチェットという人名に由来するこの疾患は、口腔内では口内炎が特徴で、これ以外に消化管や外陰部の潰瘍、皮膚症状、眼症状、関節炎や血管炎などの症状を示す慢性再発性炎症性疾患である。発症には人種差・民族差が大きく、日本、韓国、中国、中近東諸国、地中海沿岸諸国に多く発症するとされる。

ベーチェット病

2）全身性エリテマトーデス

　全身性エリテマトーデスは、20 ～ 30 歳代の若い女性に多く発症し、男女比は約1：9とされる。英語名を略して「SLE」と呼ばれることもあり、「エリテマ」とは顔や手に出現する紅斑と呼ばれる赤い発疹のことを指す。膠原病のなかでは、関節リウマチ、シェーグレン症候群に次いで多い疾患で、日本には約5～7万人くらいの患者がいるとされる。

　体内に種々の自己抗体ができる自己免疫疾患とされ、自己抗体が腎臓の組織に結合して一種の糸球体腎炎が引き起こされ、タンパク尿が出現することがあり、これは SLE に特徴的なことから「ループス腎炎」と呼ばれる。日光がきっかけで発症することもあり、屋外で遊んだあとに発症することもある。感冒などのウイルス感染、外科手術、妊娠、ストレスなども発症の引き金となることがある。口腔領域では顔面の紅斑や口腔内潰瘍がみられる。

全身性エリテマトーデス

3）シェーグレン症候群

　唾液腺や涙腺を代表とする外分泌腺の障害で、口腔や眼球の乾燥症状を特徴とする自己免疫性疾患である。中年の女性に多く発症し、女性に多い。関節リウマチや他の膠原病に伴って生じる二次性シェーグレン症候群と、そのような合併疾患を認めない一次性シェーグレン症候群に分類される。

　眼の乾燥症状としては、涙が出ない、眼がごろごろする、眼がかゆい、目が疲れる、まぶしい、目やにがたまるなどの症状が出現する。一方、口腔の乾燥症状としては、口が渇く、乾いた食べ物を食べる際、多くの水分を必要とする、口がべとついて日常会話が続けられない、味がわからなくなる、虫歯が多くなった、夜間飲水のために目を覚ますようになったなどの症状が出現する（図1）。

シェーグレン症候群

60

この症候群患者にみられるう蝕は、唾液の自浄作用や抗菌作用減少によるもので、そのほかに歯周炎の増悪や義歯の不適合などの症状も認められる。

乾燥症状以外の症状としては、耳下腺腫脹（じかせんしゅちょう）、関節炎、レイノー現象、皮疹（ひしん）、出血斑などを認め、関節炎が最も多発する症状とされる。頻度は少ないが、間質性腎炎、間質性肺炎ならびにリンパ腫がみられる。

4) 天疱瘡

天疱瘡は、水疱が特徴で、破れやすくしわしわになりやすい水疱が全身の皮膚のいたるところにできる。表皮の中に水疱ができるためにテントの部分が薄く、圧に耐えきれずに破れてしまう。一見健常にみえる皮膚をこするとすぐにびらんになり、これをニコルスキー現象陽性という。天疱瘡のなかで、尋常性天疱瘡は口腔粘膜にびらんが目立つのに対して、落葉状（らくようじょう）天疱瘡ではほとんどみられないという特徴がある。これは、それぞれの天疱瘡の原因となる自己抗体が認識・攻撃するタンパクが異なり、尋常性天疱瘡で攻撃されるタンパクが口腔粘膜に多いからとされる。尋常性天疱瘡では、治りにくい口腔粘膜のびらんだけから始まることがしばしばある。

5) パーキンソン病

パーキンソン病（Parkinson's disease）は、脳内のドーパミン不足とアセチルコリンの相対的増加を病態とし、錐体外路症状を示す進行性の疾患である。神経変性疾患の一つで、アルツハイマー病に次いで頻度の高い疾患と考えられている。わが国では難病に指定されており、本疾患と似た症状をきたすものを、原因を問わず総称してパーキンソン症候群と呼ぶ。中年以降の発症が多く、高齢になるほどその割合も増える。主な症状は、安静時の振戦（しんせん）（手足のふるえ）、筋強剛（きんきょうごう）（手足の曲げ伸ばしが固くなる）、無動・動作緩慢などの運動症状で、さまざまな全身症状・精神症状も合併する。

パーキンソン病では、神経の伝達が障害されるため、身体を円滑に動かすことができなくなることで、口腔周囲にもさまざまな症状を示す。

パーキンソン病の患者では、オーラルディスキネジアが多くみられる。口をもぐもぐさせたり、舌を出したり唇を常になめ回したりする不随意運動で、パーキンソン病の治療薬によって起こり、これを薬剤性ディスキネジアという。

また、嚥下障害も多くみられる症状で、身体を円滑に動かすことができないパーキンソン病の患者では、嚥下機能の運動も円滑に行われないために、嚥下運動も障害される。そのため、食べ物を飲み込むのに時間がかかったり、食べ物を誤って気道に飲み込む誤嚥を起こしたりする。

（柿木保明）

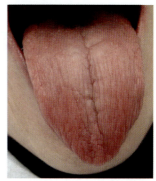

図1 シェーグレン症候群患者の舌所見

8 その他の障害

おぼえよう

①てんかんは、大脳ニューロンの過剰な発火に基づく。
②抗てんかん薬には、さまざまな副作用がある。
③フェニトインによる薬物性歯肉増殖症は特徴的である。
④摂食障害とは、拒食症・過食症の総称である。
⑤廃用症候群は、過度の安静によって引き起こされる。身体・精神機能の低下をさす。

1 脳・神経疾患：てんかん

1) てんかんとは

WHOによって、てんかんは「種々の原因によってもたらされる慢性の脳の障害であって、大脳ニューロンの過剰な発射に基づく発作（てんかん発作）を反復するもので、それは種々の臨床症状と検査所見を伴う」と定義されている[1]。また、てんかんは「てんかん発作を引き起こす持続性素因と、それによる神経生物学的、認知的、心理学的、社会的な結果とによって特徴づけられる脳障害で、少なくとも1回以上の発作を示す」と定義されている[2]。

> **てんかん発作**
> → p.100「①てんかん発作」参照。

- 発生頻度：一般的に全人口の約0.5〜0.7％程度とされており、性別や人種、地域による差はない。てんかん発作のある人はわが国に約100万人いると推計されている[3]。
- 好発年齢：年齢特異性はないが、小児期〜思春期に多くみられ、80％は20歳になる前に発症するとされている。てんかん発作と発生する年齢との間には、図1に示すような関係がみられる[3]。

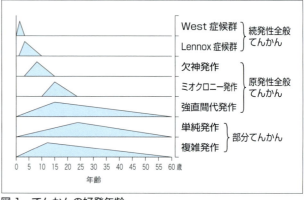

図1 てんかんの好発年齢
（志水　彰：てんかん. 志水　彰, 井上　健編：新精神医学入門. 京都：金芳堂, 106-127, 1989. 一部改変）

2) てんかんの分類

国際抗てんかん連盟（International League Against Epilepsy：ILAE）によるてんかんの分類では、てんかんは局在関連性てんかんと全般性てんかんに大別され、さらにそれぞれ特発性と症候性に分類される[1]。

8．その他の障害

3）抗てんかん薬

抗てんかん薬にはさまざまな副作用があることから、副作用に注意する。特に、難治性てんかん患者では、多種類で多量の抗てんかん薬を服用していることがあるため、さらなる注意が必要である。

（1）抗てんかん薬の副作用
　①フェニトイン誘発性の歯肉肥大
　②精神・神経症状

（2）注意すべき薬物相互作用
　①カルバマゼピンとマクロライド系抗菌薬
　②バルプロ酸とマクロライド系抗菌薬やサリチル酸

フェニトイン

4）薬物性歯肉増殖症への対応 [4]

　①抗てんかん薬の変更

薬物性歯肉増殖症の予防と治療には、原因薬剤の中止か、別の薬物への変更が考えられるが、抗てんかん薬の変更は、難治性のてんかん患者では、困難なことが多い。

薬物性歯肉増殖症

　②口腔清掃の徹底

歯面に付着したプラークと歯石は、歯肉増殖症を増悪させる最大の因子である。口腔清掃を徹底して行うことで歯肉増殖症の発生を遅らせ、重症化を防止することができる。

　③歯肉切除

著しい歯肉増殖症や審美的・機能的障害がある場合には、歯肉切除の適応となる。しかしながら、歯肉切除を行っても口腔清掃がよくないと、容易に再発する。

❷ 心因性疾患：摂食障害

1）摂食障害とは

摂食障害とは、拒食症や過食症といわれる精神疾患の総称である。自分では止めることができない、いわゆる「無茶食い（binge）」をしながらも、体重や食物に対する思いが顕著であり、意図的に嘔吐（自己誘発性嘔吐〈purge〉）する神経性過食症（bulimia nervosa；BN）と、体重や体型に強迫的にとらわれて、厳しい食事制限を行う神経性食欲不振症（anorexia nervosa；AN）に分類されている [1]。

拒食症
過食症

神経性食欲不振症

2）摂食障害の診断基準

摂食障害の診断基準を**表1**に示す。AN の 50％に過食、自己誘発性嘔吐を認める [5,6]。摂食障害は単に食行動の異常だけではなく、心疾患などのさまざ

第4章　障害の分類と特徴

まな身体疾患を発症する重篤な障害であり、女性の生涯罹患率はANで0.5～3.7%、BNで1.1～4.2%ともいわれている[7]。

表1　ICD-10における摂食障害の診断基準（WHO，1993）

F50　摂食障害　eating disorders
F50.0　神経性食欲不振症　anorexia nervosa A. 体重減少は（子どもでも通常のように体重が増加せず）、標準体重あるいは年齢と身長から期待される体重よりも少なくとも15%下回っていること。 B. 体重減少は、「太るような食物」を自ら避けることによって招いた結果である。 C. 肥満に対する病的な恐怖を伴った太りすぎというボディイメージの歪みであり、このために体重の許容限度を低く設定して自らに課す。 D. 視床下部・下垂体・性腺系を含む広範囲の内分泌障害が顕症化する。それは女性では無月経によって、男性では性的な関心と性的能力の喪失によって確認される（明らかに例外的なものとして、避妊薬に代表されるホルモンの補充療法を受けていると、神経性食欲不振症の女性でも持続的な性器出血をみることがある）。 E. 神経性過食症（F50.2）の基準A項、B項を満たさないこと。
F50.2　神経性過食症　bulimia nervosa A. 短時間の間に大量の食物を消費する過食のエピソードを繰り返すこと（週2回以上の過食が少なくとも3か月間）。 B. 食べることへの頑固なこだわり、および食べることへの強い欲求または強迫感（渇望）。 C. 患者は、次に示すうちの1項目以上のことで、食物の太る効果に対抗しようと試みる。 　（1）自己誘発性の嘔吐 　（2）自発的な下剤使用 　（3）交換性にみられる絶食の時期 　（4）食欲抑制薬や甲状腺製剤または利尿薬のような薬物の使用 D. 肥満に対する病的な恐怖を伴う、太りすぎというボディイメージの歪み（結果的にやせ気味が多い）

(WHO：The ICD-10 Classification of Mental and Behavioral Disorders：Diagnostic criteria for research. 1993.)

※ ICD-11（日本版）が編集作業中である。

3）歯科的問題点と対応法

　自己誘発性嘔吐を伴うケースでは、嘔吐による胃酸の被曝で口腔内のpHの低下が顕著となり、歯の融解により、充填物とステップが生じたり、脱落する場合がある。この状態を把握し、歯科関係者が適切に対応しないと、何度も修復処置を行うことになる[8]。歯科関係者が病態を熟知することによって、患者との信頼関係を樹立し、定期的に診査することが重要である。

③ 廃用症候群（disuse syndrome）

1）廃用症候群とは

　廃用症候群とは、疾病の療養や高齢によって、過度の安静状態が長期にわたって続くことにより引き起こされる身体・精神機能低下の一連の症候をさす[9, 10]。近年では寝たきり高齢者で、特に障害の基礎となる疾患がないのに、生活機能の低下をきたす状態として注目されている（図2）。

2）口腔機能の廃用症候群

　口腔の機能の一つに、食べる機能がある。高齢期において食べる機能は、栄

養を維持し、身体活動を活発にする働きがあるが、食べる機能が低下すると、栄養項目の充足率は低くなる傾向がある（図3）。機能低下を引き起こす原因として、「義歯が合わない」「揺れている歯がある」などといった、歯科治療で改善するケースも多くみられるが、多くの場合、咀嚼関連筋の加齢による筋力低下が原因となっている場合が多い。咀嚼筋の筋力低下が進行すると、「噛めない」「食べられない」という自覚症状を認めるが、この状態まで進行すると機能回復が困難となり、栄養面などの全身状態にも影響が出ることも多い。この悪循環こそが口腔の廃用症候群（図4）であり、これを予防することが、介護予防による口腔機能向上サービスの本来の意味である。

介護予防

（弘中祥司）

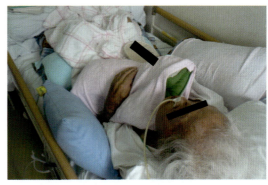

図2　廃用症候群で入院加療中の患者

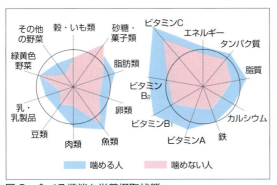

図3　食べる機能と栄養摂取状態
円は充足率100％を示す。
（秋房住郎, 高野ひろみ編著：介護予防の現場で役立つ 口腔機能向上事例集. 京都：永末書店, 2007. 改変）

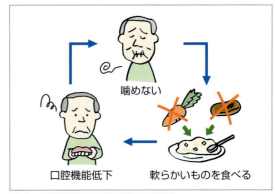

図4　口腔機能における廃用症候群

引用文献

1）WHO：The ICD-10 Classification of Mental and Behavioral Disorders：Diagnostic criteria for research. 1993.
2）Fisher RS, van Emde Boas W, Blume W, et al：Epileptic seizures and epilepsy：definitions proposed by the International League Against Epilepsy（ILAE）and the International Bureau for Epilepsy（IBE）. Epilepsia 2005；46（4）：470-472.
3）志水　彰：てんかん. 志水　彰, 井上　健編：新精神医学入門. 京都：金芳堂, 106-127, 1989.
4）足立ちあきほか：抗けいれん薬の服用あるいは歯肉肥大とう蝕に関する臨床的観察. 障歯誌 1990；11：43-49.
5）切池信夫：摂食障害―食べない, 食べられない, 食べたら止まらない. 東京：医学書院, 1-136, 2000.
6）松下正明, 広瀬徹也：TEXT 精神医学. 東京：南山堂, 380-388, 1998.
7）小牧　元, 久保千春, 福士　審監修：心身症診断・治療ガイドライン 2006. 東京：協和企画, 152-159, 2006.
8）大津光寛, 鈴木　章, 山岡昌之ほか：自己誘発性嘔吐を伴う摂食障害患者の歯科的問題―口腔内環境―. 心身医 2006；46（11）：960-968.
9）平野浩彦, 細野　純監修：実践！介護予防 口腔機能向上マニュアル. 東京：東京都高齢者研究・福祉振興財団, 2006.
10）菊谷　武, 西脇恵子, 田村文誉：介護予防のための口腔機能向上マニュアル. 東京：建帛社, 2006.
11）秋房住郎, 高野ひろみ編著：介護予防の現場で役立つ 口腔機能向上事例集. 京都：永末書店, 2007.

障害者歯科の現場から

子どもの発達の見方

緒方克也（おがた小児歯科医院）

障害児・者の発達評価

　障害児・者の発達は、歯磨きの自立や歯科治療への適応と関係します。年齢が10歳であっても発達年齢（精神年齢）が4歳であれば、4歳の幼児の理解力ということですから、そのつもりで接することが必要です。ただ、障害児・者を目の前にしたとき、その人の精神年齢はすぐにはわかりません。しかし、ちょっとした言葉かけとその反応から、おおよその発達の姿を知ることが可能です。そのためには、発達の基準となる尺度を知らなければなりません。障害者歯科で患者の発達を評価するのにしばしば用いられているのは、遠城寺式乳幼児分析的発達検査表ですが、その評価シートには発達を評価する基本項目が書かれています。

　基本項目は、①運動、②言葉、③社会性の3つに分かれています。つまり、発達はこの3つの分野で評価するということです。さらに、3つの項目は、それぞれ2つの領域に分かれます。①運動は、粗大運動と巧緻運動を評価します。粗大運動は大きな関節を使う運動です。たとえば、起き上がる、座る、歩く、走る、スキップする、手を廻す、ボールを投げる、蹴るなどです。巧緻運動とは小さな関節を使った運動です。たとえば、指を折る、物をつまむ、スプーンやはしを使う、紙を折る、指で物を廻すなどです。噛む動作も巧緻運動です。

　②言葉は、表出言語（外言語）と理解言語（内言語）の2つを評価します。表出言語は、言葉どおりに音声として外に出る言葉です。人に伝えるための言葉といえます。ここでは語彙数、文章の完成度、構音などをみます。また、理解言語というのは、理解している言葉のことです。たとえば色がわかる、大小、長短、高低がわかるなどです。言葉を理解することと、言葉を外に発するのは脳の中で異なった部位を使っています。ですから、わかっていても言えないということが起きます。「リンゴを取ってください」と言うとリンゴを渡してくれる障害者に、リンゴを指して「これはなんですか」と聞いても答えられないという状況がそれです。わかっていても言えないという現象です。このことは、幼児の発達の途中、2歳前あたりでは普通にみられることです。ただし、聴覚障害は除きます。内言語は私たちがものを考えるとき、空想するときなど、ごく普通に用いています。

　言葉の発達に問題がある場合、言葉が出ないという状態と、聞こえる言葉を理解できないとでは意味が異なります。ですから、障害者に「こんにちは。いまおいくつですか」と声をかけただけで、その答えと表情から言葉の発達の遅れを感じ取ることができます。表情というのは、怖がっていれば使える言葉も使えなくなるからです。少し慣れて遊んでみると、子どもの発達の姿が予測できるものです。

　③社会性は、基本的習慣（ADL）と対人関係です。ADLは日常生活動作のことで、食事の自立性、排泄の自立性、着替えの自立性を評価します。自分で食具を使って食べることができるかや食事のマナーについて、トイレで排泄や後始末ができるか、パンツやシャツを前後を間違いなく着ることができるか、靴下をはくこと、ズボンをはくこと、セーターを着ること、脱いだものをたたむことなどの

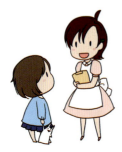

様子を評価します。最後は、他人との関係についてです。コミュニケーションの様子を観察しますが、たとえば、後追い、手をつなぐ、ごっこ遊びをする、許可を求めるなどです。

この運動、言葉、社会性の発達で、子どもの発達の姿を評価するのが、子どもの発達を見るということです。3つの分野は、どの検査法でも基本的に同じです。客観的な観察で評価するか、あるいは課題を与えてその回答から評価するのかの違いがありますが、何を見るのかはほぼ同じです。

発達の個人内差が激しい障害児

20歳の障害者でも、精神年齢が6歳という重度の知的障害者もいます。この場合、IQは6/20×100で30です。つまり、重度の知的障害者ということです。ただ、IQは各分野の発達年齢を平均したものですから、必ずしも意味がある値とはいえないときがあります。知的障害が顕著な人の発達は、3つの分野、6領域ともすべてが同じように正常域より低いという特徴がみられます。つまり、IQ30ということは、全領域ともおおむね30％前後の発達であるということです（**図1**）。

ところが、運動85％で生活年齢相応で、しかし言葉は30％の発達を示し、社会性ではADLは60％なのに、人間関係は40％という検査結果にしばしば遭遇します。この場合、85＋30＋60＋40で215となり、平均が54でIQ54と計算してもその意味はあまりありません。この場合、各項目の差が意味をもつのです。つまり、単なる知的障害でなく、発達の個人内差が激しい障害者といえます。自閉スペクトラム症（自閉性障害）などではこの傾向があります（**図2**）。

発達は年齢相応でバランスが取れていれば、適切な判断、行動、コミュニケーションにつながります。運動が60％の発達で、言語が80％、社会性は70％というと、平均すると境界域になりますが、この程度の発達では一見問題のない子にみえます。しかも、言葉の発達が高いため、実際は神経発達症（発達障害）があるにも関わらず、大人びておしゃべりのかわいい子と誤解されやすいようです。

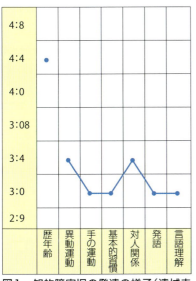

図1　知的障害児の発達の様子（遠城寺式乳幼児分析的発達検査表のイメージ）
歴年齢4歳4カ月であるが、子どもの姿に全体的に1年以上の遅れがある。

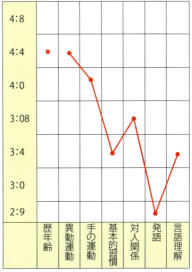

図2　神経発達症の小児の様子（遠城寺式乳幼児分析的発達検査表のイメージ）
4歳4カ月の小児のかたよった発達の姿。特に、発語や言語理解に遅れがみられる。しかし、運動には大きな遅れはみられない。

やってみよう

以下の問いに○×で答えてみよう（解答は巻末）

1. 老人性難聴は、感音性難聴の一種とされる。
2. 知的障害は、精神遅滞とも表され、知能指数により分類される。
3. 精神障害には、精神作用物質による精神疾患などがある。
4. 神経発達症（発達障害）の症状は、定型的で個人差が少ない。
5. 知的障害が重度でも、運動機能は正常である。
6. 乳児期を過ぎても定頸しない場合は、発達に遅れがある。
7. 染色体異常の多くは、知的障害を伴う。
8. ネグレクトによって、知的発達が遅れることがある。
9. 自閉スペクトラム症（自閉性障害）児は、正常な知的発達を示す。
10. ダウン症候群では、歯周炎が進行しやすい。
11. ダウン症候群では、22番染色体の異常がみられる。
12. 脳性麻痺と肢体不自由は、明確に区別される。
13. 脳性麻痺では、閉口運動が障害されている。
14. 聴覚障害の判定には、デシベル値が用いられる。
15. 統合失調症では、四肢全体が麻痺している。
16. 血管性認知症は若年者に多い。
17. 注意欠如多動症（注意欠陥多動性障害）では、注意力が低下している。
18. 向精神薬の多くは、唾液分泌に影響する。
19. 循環器疾患の多くは、血圧が低下している。
20. 高次脳機能障害は、認知機能や精神機能の障害で日常生活に支障がある。
21. 高次脳機能障害の原因としては、認知症が最も多く60〜70％を占める。
22. 半側空間無視とは、目の前の空間の半分に注意が向かない障害である。
23. 失語症は、言葉の機能がすべて障害される。
24. 高次脳機能障害は、外見上でわかりやすい。
25. 高次脳機能障害は、脳の部分的な損傷で生じるとされる。
26. 全身性エリテマトーデスは、顔面の紅斑や口腔内潰瘍がみられる。
27. パーキンソン病は、錐体外路症状を示す可逆性の疾患である。
28. 一次性シェーグレン症候群は、関節リウマチや他の膠原病に伴って生じる。
29. ニコルスキー現象は、一見健常にみえる皮膚をこするとすぐにびらんになる。
30. オーラルディスキネジアは随意運動である。

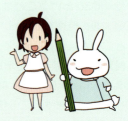

第5章
障害者歯科の診療補助

1. 初診時の対応と診療補助
①医療面接でわかること
②診療計画と歯科衛生士の役割
③障害についての把握

2. 再診時の対応
①事前の準備
②治療内容の掌握
③チェアサイドの診療補助
④治療や処置後の配慮

3. 診療補助に必要な配慮
①知的障害者、自閉スペクトラム症者、脳性麻痺者における歯科診療補助の配慮点
②脳卒中後遺症患者の診療補助に必要な配慮

4. 薬物を用いた行動調整時の診療補助
①笑気吸入鎮静法の診療補助
②静脈内鎮静法での診療補助
③全身麻酔の診療補助

障害者歯科の現場から
・障害の発見機能をもつ地域の歯科医院

1 初診時の対応と診療補助

おぼえよう

①歯科衛生士は、医療面接を通して患者を適切に把握するために、患者の全身状況、日常生活のリズム、生活環境、介助者の有無、歯科治療経験の有無などの情報の収集をする必要がある。
②歯科衛生士は、医療面接で得た情報から歯科保健管理計画を立てる。
③障害の種類や特徴などの知識が必要である。

1 医療面接でわかること

患者が歯科を初めて受診し歯科治療に入るまでには、受付、医療面接、診査・検査、診断、治療へというステップが考えられる。医療面接によって、信頼関係の確立、情報収集（必要な情報）（表1）、治療に対する動機づけなどができる。

障害者歯科の場合、歯科医師が治療に入る前に、歯科衛生士が医療面接を行うことは、いくつかの利点が考えられる[1]。たとえば、障害者歯科現場において、患者や保護者の診療に対する不安や疑問がある場合、歯科医師には質問できないことでも歯科衛生士には聞きやすいということがよくある。また、歯科衛生士の適切なアプローチによって、患者や保護者との信頼関係を築く機会にもなる。そのためには、患者の全身状況、日常生活のリズム、生活環境、対象者に対する介助者、歯科治療経験の有無など、歯科衛生士は、医療面接を通して患者を適切に把握しなければならない（表2）[2]。

患者や保護者が安心して何でも話せるように、必要な情報を引き出し、対話を進めていくためには、コミュニケーション術や聞きやすい環境を作ることが必要である。医療面接を行うときは、騒がしい場所や隣に患者がいるような診療台では行わず、患者や保護者が落ち着くような場所や環境設定が必要である。

医療面接
初診時の問診だけでなく、すべての診療時に行う対面行為。

表1　初診時の医療面接内容

- 名前、年齢、家族歴
- 全身状態
  　既往歴、現病歴、現症
- 主訴
- 口腔内状態
- う蝕の有無、歯周病の有無
- 歯磨きの自立の有無
- 介助者の有無
- 服用薬の有無
- 発達レベル
  　発達検査、知能検査、療育手帳の等級
- 障害の種類
- 歯科経験の有無
- コミュニケーションの手段
- パニック時の対応方法
- 生活環境

1．初診時の対応と診療補助

表2 医療面接での注意点

1. うなずきや相づちをする
2. アイコンタクトをとる
3. 優しく暖かい態度で接する
4. わかる言葉で説明
5. 患者サイドの話はうのみにしない
6. 面接時の対象者の表情、態度、精神状態を診る
7. 保護者の対象者への関わり方や態度を診る

（酒井信明，緒方克也監修：歯科衛生士のための障害者
歯科．東京：医歯薬出版，82，1996．一部改変）

また、障害児・者の保護者は、特にプライバシーを気にする場合が多いため、カウンセリングルームやカウンセリングコーナーなどで医療面接を行うことが望ましい。

障害児・者や保護者に対して医療面接を行うときは、面接時間を考慮する必要がある。患者のもつ障害によっては、初めての場所で不安や恐怖のために長時間じっとしていられなかったり、カウンセリングルームから出て行ったり、自傷行為などが表出される場合も考えられるため、歯科衛生士には障害についての十分な知識や情報が必要とされる。そして、医療面接で得た患者の情報を整理し、歯科医師に前もって伝えることで、歯科治療をスムーズに進めることができる。また、歯科衛生士自身も口腔ケアプログラムなどの作成が容易になる。

② 診療計画と歯科衛生士の役割

初診時に、歯科衛生士による医療面接で対象者の情報を収集後、口腔内診査および歯磨き介助などを実施する。そのときの状態や患者の情報を問診および医療面接から収集し、アセスメントしたあと、どのような対応・処置が必要かなどについて、歯科医師や歯科衛生士などスタッフ間でミーティングを行い、治療計画および歯科保健管理計画を立てることが必要である。

治療計画や歯科保健管理計画などの診療計画については、歯科医師、歯科衛生士だけでなく、多職種（医師、言語聴覚士、理学療法士、栄養士、看護師、介護福祉士など）が連携を取ってアプローチする場合もある。また、ここでいう歯科保健管理計画とは、障害者の歯科保健への支援を行い、健康づくりの管理計画を立て、予防や健康管理を実践し日常生活のQOLを高めるために歯科衛生士が行うことである。

歯科衛生士の役割は、歯科衛生士法で定められている、診療の補助、歯科保健指導、予防処置などである[3] が、障害者歯科の場合、対象者は身体や精神に何らかの障害があり、通常の歯科治療に適応しない場合が多いため、障害についての理解が必要である。つまり、障害者歯科の特殊性を把握し、障害ということを考慮した診療の補助、歯科保健指導、予防処置をしなければならない。

歯科保健管理計画

診療の流れ（図1）

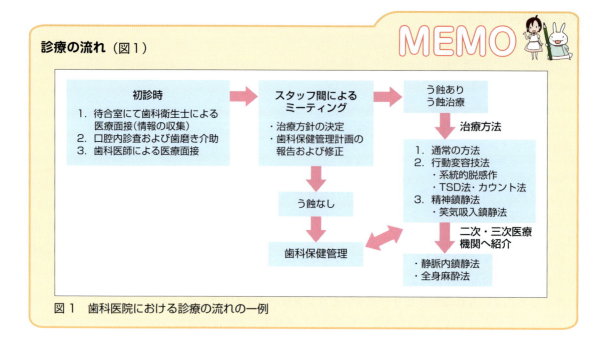

図1　歯科医院における診療の流れの一例

　障害者歯科の特殊性とは、障害への理解と受容、障害に対する理解と知識、障害者関連法律の理解と知識などの一般的なことから、障害に伴った口腔内の特徴、全身管理、行動管理や、対象者の精神的・社会的発達および介護や看護方法などの専門的知識や技術などである。障害者歯科に携わる歯科衛生士には、このような特殊性についての知識や技術が求められる。障害者の歯科保健への支援を行い、健康づくりの管理計画を立て、予防や健康管理、リスク管理を実践する。つまり、口腔の健康を通して障害者の日常生活のQOLを高めるための生活支援を行うことが、障害者歯科における歯科衛生士の役割といえる。

全身管理

行動管理
行動をよい状態に保つこと。

健康管理

リスク管理
危険がないように、とりしきる（よい状態に保つ）こと。

❸ 障害についての把握

　障害に対する特殊性について理解するためには、障害に対する理解や知識、障害者の生活状況や経済状況、障害者福祉制度、障害者医療制度の理解と知識などの一般知識と、障害に伴った歯科的特徴、全身管理、行動管理、言語や社会性発達の把握および看護の心得などの専門的知識と技術が必要となる。障害の種類は、知的障害、身体障害、精神障害（発達障害を含む）に大別される[4]。

障害の種類
知的障害
身体障害
精神障害

（筒井　睦）

引用文献

1) 酒井信明，緒方克也監修：歯科衛生士のための障害者歯科．東京：医歯薬出版，82-85，1996．
2) 酒井信明，緒方克也監修：歯科衛生士のための障害者歯科．東京：医歯薬出版，82，1996．
3) 全国歯科衛生士教育協議会監修：最新歯科衛生士教本 歯科衛生士と法律，第2版．東京：医歯薬出版，3-16，2012．
4) 日本障害者歯科学会編：スペシャルニーズ デンティストリー 障害者歯科．東京：医歯薬出版，37-130，2009．

2 再診時の対応

おぼえよう

①対象者を理解するためには、発達検査や療育手帳を確認する。
②障害特有の問題だけでなく、全身状態や生活環境なども考慮してリスク評価を行い、安全な治療ができるように歯科衛生士業務にあたることが必要である。
③行動調整の方法に対する知識が必要である。

1 事前の準備

　初診時に、歯科衛生士による医療面接で対象者の情報を収集後、歯科医師による医療面接、口腔内診査および歯磨き介助などを実施する。そして、そのときの状態や得られた情報などから対象者をアセスメントし、スタッフ間のミーティングにおいて歯科医師は治療方針を決定し、歯科衛生士は歯科保健管理のために歯科保健管理計画を立案する。

　一方、対象者を理解するためには、療育手帳を確認することで発達の程度の把握ができる。さらに、対象者および保護者の同意を得て発達検査などを行うことで、精神発達、社会発達について把握することできる。このように、対象者の精神的・社会的な発達段階を理解したうえで対応方法について検討したほうが、治療などがスムーズに運ぶ場合がある。

　治療方法は、歯科治療に不安や恐怖感がなく歯科治療に適応している場合は、通常の方法で治療にあたる。しかし、歯科治療に不適応な場合は、治療に適応させるために、対象者の不適切な行動は行動変容技法を用いて治療適応過程へと導いていく。また、歯科治療に対し急を要する場合には、精神鎮静法などを用いて治療を行う場合もあるため、再診時までに初診時に得られた情報から対象者をアセスメントし、診療計画などについて歯科医師、歯科衛生士だけでなく、多職種間で事前に検討しておく必要がある。

> **発達検査**
> → p.165「発達検査と知能検査」参照。

2 治療内容の掌握

　障害者歯科に携わる歯科衛生士は、歯科医師が行う治療の補助や、障害者が安心して歯科治療を受けられるように支援（援助や介助）を行う必要がある。そのためには、治療内容や方法についての十分な理解、歯科医師に応じた治療方法の把握と連携方法、診療の補助時の注意すべき点などを理解しておく必要がある。たとえば、充塡や歯冠修復をする場合に、窩洞形成する際には、エア

タービンなどを用いて患歯の切削を行うが、突然に対象者が動いたりすることがある。

　特に、知的障害や自閉スペクトラム症（自閉性障害）患者には首の横振りなどがよく見られ、エアタービンによる口腔粘膜損傷などの切傷事故を起こす危険が高い。歯科治療に適応している障害者でも、処置内容や器械器具などの使用によって急に不安になり、拒否行動を起こす場合がある。そして、その拒否行動が事故につながる場合もあるため、歯科衛生士は、拒否行動を起こす前に、治療に協力的になるように対象者に接することが重要である。さらに、各歯科治療場面における治療内容などを十分に理解したうえで、治療中の障害者の行動について予測されることを十分に考慮し、注意しながら診療の補助にあたる必要がある（表1）。

表1　患者の行動を予測するポイント

予測ポイント	考えられる対応
患者に声をかけたときの反応 反応がなければ気持ちに余裕がないと考え、治療の刺激次第では不適応行動を示す	いったん治療を中断して安心させ、気持ちを落ち着かせる。言葉によるコンタクトを確立したら、治療の説明やTell-Show-Doから始める
患者の目 目が落ち着かず、術者の行動や手の動きを追い続ける。気持ちに余裕がなく、警戒心が強い。治療に必要な小器具の使用を嫌がる行動が予測される	気持ちを患者の行動から離れさせるため、アシスタントが声をかけて注意をアシスタントへ向かわせる。これから行う治療と器具について使用目的などをゆっくり説明する
患者の肩 両側の肩が上がり、首が縮こまっている。警戒心、恐怖心が強い状態である。これを無視して治療を続けると、突然の首振り動作が予測される	いったん治療を休止して、患者の気分転換を図る。アシスタントは患者の肩に手を置いて、肩の動きを知り、肩の動きから患者の心を推察する。そして、言葉がけや肩においた手のリズムで患者の警戒心を和らげる
患者の手の動きや指先 リラックスしている状態であれば自然な指の形だが、不安があって我慢していれば指先も伸びて緊張している。不自然な動きも見逃さない	患者の手首や手の甲に触れて、手の緊張を知ることで、術者の手や治療器具を払いのける動作の開始を知り、これを制止できる
下肢の動き 患者の膝にアシスタントの片手を置き、その動きを知る。不安状態であれば下肢は落ち着かない動きをする	患者の膝に置いた手で下肢の動きを察知し、下肢に力を入れて、のけ反りなどの突然の行動を予測する。下肢の動きを制止するには、膝の動きを制止する
足の指と足首の動き 精神的緊張が続き、逃避行動の直前になると足首が伸展し、落ち着かない動きが増える。足の指も動きが多くなる。治療時間が長くなり、制止時間の限界が近づいた場合にも同様な動きがみられる	足首や足の指の動きにも注意を払う。落ち着かない動きを認めたら、患者への言葉かけなどで注意をそらし、気分を変えさせる。足先の動きとともに肩、腕、目の動きに注意し、行動を予測する。落ち着けば足先の動きは少なくなり、患者はリラックス状態となる

（新崎裕一：初めて取り組む障害者の歯科治療．緒方克也編：地域で診る障害者歯科．東京：医歯薬出版, 100, 1990.）

2．再診時の対応

❸ チェアサイドの診療補助

　歯科衛生士がチェアサイドで安全かつ効率的に診療を進め、歯科医師との共同動作を円滑に行うことができれば、信頼できる歯科医療サービスを提供できる。特に、障害者歯科の場合は、歯科医師の診療の補助を行う際に共同動作[1]が必要である。共同動作の方法として、患歯の切削時にバキューム操作を行うときは、フォーハンドシステム[2]で行うことが多い。しかし、障害者歯科の場合、特に歯科治療などに適応していない障害者や、適応していても突然動き出す可能性のある障害者に対しては、フォーハンドシステムに加えて、患者の動く場所（頭や腕、足など）を抑えるための要員が必要となることがある。

　一方、障害者のなかには、注射に対する恐怖心が強い者が多いため、注射器を渡すときなどは、対象者の目に触れないよう、渡す場所やタイミングなど渡し方に注意しなければならない。このようなことは他の治療に対しても同様で、器具器材の渡し方には注意が必要である。治療に協力してくれる障害者でも、体調や周囲の環境などで治療に適応しない場合もあったり、器械器具を見て動揺したり、不安がったりして治療に協力してくれなくなる場合もある。また、知的障害や自閉スペクトラム症（自閉性障害）、脳性麻痺などの患者は、歯科治療に対する恐怖や不安から開口や開口保持ができない場合があり、開口保持器やバイトブロックを使用して口を開口させることも多いので、誤嚥させないように注意することが必要である。そのため、器具や材料の受け渡し方や、開口保持器・バイトブロックなどの使用方法についても、歯科医師と十分確認し、診療の補助にあたらなければならない。

　また、障害者によっては、約60～70％はてんかん発作を合併しているといわれている[3]。てんかん発作に対しては、事前に発作時の表情や状態について、介助者からの情報を収集しておく必要がある。そして、歯科衛生士や診療の補助および介助を行う者は、歯科治療中の対象者の表情や状態を観察し、発作を起こした場合はすぐに対応できるように、発作時の対応方法も心得ていなければならない。さらに、チェアサイドで診療の補助を行う際には、診療体位を工夫し、治療の際の歯の切削時に水などが飛散しないよう、バキュームやスリーウェイシリンジの適切な操作を心がけ、対象者が少しでも不安感を減少できるよう、コミュニケーション（言葉がけ）などにも注意することが大切である。

　また、歯科衛生士が診療の補助を安全に行うためには、対象者のリスク因子の分析や評価を行うことが必要である。たとえば、障害者は、障害による特有な問題だけでなく、合併症や周囲の環境および歯科治療のストレスなどで、治療中に危険な状態に陥ることがある。そのため障害者歯科においては、障害による特有のリスクに加えて、全身状態（身体や精神の状態）および生活環境などの情報を事前に収集し、さらに、歯科医療環境なども考慮したうえでリスク因子の分析や評価を行い、安全な治療ができるよう診療の補助に努めることが

共同動作

フォーハンドシステム

第5章　障害者歯科の診療補助

必要である[4]。特に、気管切開や人工呼吸器、経管栄養の人ではリスクが高いので注意を要する。

さらに、医学的問題だけでなく、移動や姿勢の問題、行動面の特徴、感覚過敏性やコミュニケーションの方法、対応時の注意事項なども、本人あるいは介助者から聞きとっておく必要がある。これらの情報を整理し、歯科衛生士と歯科医師だけでなく、すべてのスタッフが情報を理解し共有して、安全に歯科治療や診療の補助を行えるようにしなければならない。また、緊急事態にも対応できるような知識や技術が、歯科衛生士には必要である。

歯科衛生士が行う診療の補助としては、無駄のない診療のための準備と補助、安全に配慮した診療の補助、障害の状態に配慮した診療の補助、対象者が安心して治療を受けるための支援、安心のための治療の意味説明や、全身状態の把握と安全な治療を行うための診療の補助や介助が必要である。また、歯科衛生士は、環境を構造化し、診療の補助にあたることも重要である。環境の構造化とは、物理的構造化による視覚刺激の緩和、わかりやすい情報提供、診療スケジュールの提示による構造化、車椅子から診療椅子への移乗、確実な開口維持のための方法など、障害者が見通しを立てられるようにわかりやすくすることである。

> **構造化**
> → p.114「③構造化と視覚支援」参照。

❹ 治療や処置後の配慮

身体障害の場合、不随意運動により、対象者自身が思うような体位や姿勢保持ができない場合が多いため、対象者が無理なく治療を受けられるような体位や姿勢を保てるよう、クッションやタオルなど補助具を用いて、歯科治療を受ける体位や姿勢についての配慮が必要となる。また、診療内容によってもさまざまな配慮が必要である。充填や歯冠修復および歯内療法の際には、突然の体動による切傷事故やラバーダム防湿などに対する配慮が必要である。たとえば、修復物装着や歯内治療を行う場合、誤嚥を防ぐためにラバーダム防湿を行う場合がある。このとき、ラバーによって呼吸が抑制されないよう、歯科衛生士や診療の補助および介助者は、常に対象者を観察し確認することが必要である。

歯周治療においては、歯科衛生士は歯科医師と同等の知識や技術が必要である。歯周ポケット診査やスケーリングの際には、対象者の体動に注意し、タイミングよく処置をしなければならない。また、印象採得時なども、坐位で行うのか抑制具を使用して行うのかなど、障害に応じた対応が必要になる。たとえば、トレーの試適段階でうまく呼吸ができるかの確認が必要である。障害者のなかには、鼻呼吸ができず口呼吸の者もいるため、対象者の呼吸方法も処置の前に知っておくと対応が容易である。また、障害者の印象で気をつけなくてはならないのは、印象材の咽頭部への流入による気道閉鎖および誤嚥であることから、印象材の硬さや盛り方などの配慮も必要である。さらに、嘔吐反射を起こし嘔吐する者もいるため、バキューム操作はもちろんのこと、万一にそなえ

口呼吸

嘔吐用バケツなどの準備が必要な場合もある。

　外科的処置においては、局所麻酔の針刺入時に対象者が突然頭部を動かしたり、口を閉じたりする場合があり、針が破折してしまうことがあるため、対象者の動きを注意して観察しておく必要がある。このとき、対象者の頬を優しく固定し、ヘッドコントロールをするという配慮が必要になる。また、対象者が急に不安になったりすることも多いため、声かけなどをして対象者の不安感を取り除く配慮も必要である。また、抜歯の際には、抜歯した歯を誤嚥させないように注意が必要であるとともに、抜歯窩に舌や手を入れて触らないように、対象者の行動に注意しなければならない。さらに、対象者によっては、抜歯後の止血においてガーゼをしっかり噛むということができないこともあるため、歯科衛生士や診療の補助を行う者および保護者が止血できるまでガーゼを抑えるなどして、抜歯後の止血の確認をしたあとに、待合室まで寄り添うなどの配慮も必要である。

　また、局所麻酔を用いた処置後の注意として、局所麻酔による違和感から、舌や頬および口唇などを意識的に噛んだり、口腔内の患部や頬の皮膚を爪によってかきむしったりすることもあるため、治療後の対象者の行動には十分注意が必要であるということを保護者や介助者に説明する必要がある。特に、知的障害、自閉スペクトラム症（自閉性障害）や脳性麻痺、脳血管障害後遺症による顔面麻痺と、頬部・口唇部に障害がみられる者は咬傷を起こしやすいため、注意が必要である（表2）。

　障害者のなかには、歯科治療を受けたあと、パニック状態に陥ったり、診療椅子から降りた途端、走り出したり、診療器具器材を触ったりする者もいるため、歯科治療後は、対象者が落ち着いて待合室の保護者や介助者のもとへ行くまで、歯科衛生士や診療の補助および介助にあたる者は寄り添う必要がある。たとえば、自閉スペクトラム症（自閉性障害）の場合は、歯科治療後に怒ってパニック状態となり、自分自身の頭を叩いたり手や腕をかんだりする自傷行為がみられる者がいる。このような場合は、やめさせようとするとかえって激しくなる場合があるため、特に危険な行為でない場合は、無視をしたり、何かほかのことに気をそらせたりするなど、配慮が必要となる。つまり、治療が終了したあとも、対象者の行動には十分に気を配る必要がある。　　　　　（筒井　睦）

表2　抜歯後の注意

1. 麻酔が効いている間は、食事やおやつは食べさせない
2. 頬や口唇を噛まないよう注意する
3. 不潔な手を口腔内に入れないように注意する
4. 術後は、しばらくの間、対象者から目を離さないよう注意する
5. 術後の投薬は、正しく服用すること
6. 次回の来院時に、術後の様子を報告してもらうこと

（酒井信明，緒方克也監修：歯科衛生士のための障害者歯科．東京：医歯薬出版，124-125，1996.）

引用文献

1）全国歯科衛生士教育協議会監修：最新歯科衛生士教本 歯科診療補助論．東京：医歯薬出版，44-52，2007.
2）全国歯科衛生士教育協議会監修：最新歯科衛生士教本 歯科診療補助論．東京：医歯薬出版，50-51，2007.
3）西田百代：障害者歯科の手びき．東京：相川書房，3-126，1991.
4）海野雅浩，小谷順一郎，渋井尚武，森崎市治郎：一から学ぶ 歯科医療安全管理．東京：医歯薬出版，11-27，2005.

第5章　障害者歯科の診療補助

3　診療補助に必要な配慮

おぼえよう

①知的障害者や自閉スペクトラム症（自閉性障害）者では、顔の表情を観察し、患者の心の動きを感知するため、肩や腕に触れながら、不適応行動を予測し抑制する。
②脳性麻痺者では、筋の緊張や不随意運動をコントロールし、全身管理に配慮した体位、姿勢が重要である。

　障害のある人への歯科診療補助における歯科衛生士の役割は、歯科医師が行う歯科治療の補助・介助と、障害のある人が安心して歯科治療を受けられるように支援または介助を行うことである。そのために歯科衛生士は、障害のある人の今の気持ちを理解しようする姿勢が大切である。また、障害の特殊性を理解し、歯科医師と治療方針や行動調整の方法について事前に打ち合わせをすることで、安全で迅速な歯科診療をスムーズに進めることができる。

診療補助

1　知的障害者、自閉スペクトラム症者、脳性麻痺者における歯科診療補助の配慮点

　知的障害者、自閉スペクトラム症（自閉性障害）者、脳性麻痺者における歯科診療補助の配慮点を、表1に示す。

2　脳卒中後遺症患者の診療補助に必要な配慮

脳卒中
→ p.103「④脳卒中」参照。

1）診療室への誘導

　歩行補助具を使用して歩く患者では、床やドアの段差で転倒する場合がみられる。歯科衛生士は患者の麻痺のない側の横に付き添い、患者の歩く速度にあわせて診療台まで誘導する。診療台への乗降の際は、転倒しないよう配慮する[1]。

2）脳卒中後遺症患者の診療時の配慮

　診療体位は誤嚥を防ぐため、坐位あるいは上体を少し起こした仰臥位で診療する場合が多い。したがって歯科衛生士は、本人の状態を把握し事前に術者に確認しておく。背板を倒すときは患者の状態を確認しながら、または、患者に理解力がある場合は本人にたずねると楽な姿勢をとることができる。診療中は、麻痺側の手が診療台から垂れ下がり、肩を脱臼してしまう可能性があるため、

麻痺のない手で押さえるよう患者に指示する[1]。

(寺田ハルカ)

表1　歯科診療補助おける障害別配慮点

障害	留意すべき事項	配慮点
知的障害・自閉スペクトラム症（自閉性障害）・他の神経発達症（発達障害）	診療前後	・体調不良や生活環境の変化、排泄などは不適応行動の原因となるため、治療前に確認する ・術前術後の様子は、患者や保護者の表情や態度の変化を観察し、記録し経過を追う
	不適応行動の予測	・顔の表情を観察し、患者の心の動きを感知するため、肩や腕に触れながら、不適応行動を予測し抑制する
	器具および材料の受け渡し場所	・突然動いても支障のない安全な場所、術者が器具を受け取りすぐに操作が可能な治療野に近い場所
	開口保持器・バイトブロック	・術者または補助者の指で固定保持し、治療中滑落していないか確認する ・口角部および口腔粘膜の損傷、動揺歯に注意する
	適応行動の形成・強化	・個々の知的能力や心理的特性コミュニケーション能力にあわせた、行動変容技法によるアプローチ
	バキュームの操作	・予告せずにバキューム操作やスリーウェイシリンジを使用して驚かせない
	予約の配慮	・行動障害や多動によって待てない患者は、待ち時間の少ない時間帯に予約する。騒がしい音、泣き声で情緒が不安定になる者には、静かな空間や時間帯に予約する
脳性麻痺	コミュニケーション	・知的能力を評価し、可能なかぎり意思を確かめる努力が必要
	診療姿勢	・筋の緊張や不随意運動をコントロールし全身管理に配慮した体位、姿勢が重要である ・会話や雰囲気、BGM などで精神的な緊張を緩和する[2] ・診療椅子の背板やヘッドレストの角度を調整し、膝下にマットレストを挿入することで、緊張を緩和する姿勢緊張調整パターン（反射抑制姿勢）を試みる ・車椅子やバギー上で診療を行ったほうが、緊張が少ない場合がある
	診療台への移動・移乗	・保護者や付き添いの方に、移動や移乗の際の注意点を事前にたずねる ・移乗は、腰の負担軽減と安全のため、できるだけ一人では行わない ・入室や治療椅子への移動時の転倒に注意する
	開口誘導と保持	・精神的な安心感が得られるよう優しく丁寧に対応し、これから何を行うか事前に説明する ・術者の指腹を下顎前歯口腔前庭部に当て、呼吸のリズムを観察し、呼気後、呼吸のタイミングに合わせ、声かけしながら顎を下方に引き下げ誘導する[3]
	バキュームの操作	・咬反射があるため頬側より吸引する ・唾液や水分が咽頭部へ流入しないよう、常に吸引を心がける
	嘔吐反射への対応	・吸引時は、嘔吐反射を誘発させないよう、軟口蓋や咽頭部、舌根部へのバキュームの挿入に注意する ・嘔吐する可能性がある場合は、食事制限を行い予約時間を調整する嘔吐した場合は、顔を横に向け、気道を確保し嘔吐物を吸引する
	治療中	・不意な刺激から患者を驚かせたり、緊張を与えない（金属音、直接ライトを目に当てない） ・身体への接触、姿勢の変化に注意する

引用文献

1 ）栗原多恵，石黒千代栄ほか：障害者の歯科診療と診療補助，障害者のう蝕予防，障害者への歯周疾患管理と予防．酒井信明，緒方克也監修：歯科衛生士のための障害者歯科，第 2 版．東京：医歯薬出版，120-128，2001.

2 ）石黒　光：スペシャルニーズのある人の歯科医療．日本障害者歯科学会編：スペシャルニーズ デンティストリー 障害者歯科．東京：医歯薬出版，257，2009.

3 ）石井里加子：明日から活かす歯科診療補助の基本と Tips（ちょっとしたコツ）．障害者歯科 2010；31：21-29.

第5章　障害者歯科の診療補助

4　薬物を用いた行動調整時の診療補助

おぼえよう

①笑気吸入鎮静法とは、30％以下の笑気の吸入で患者が意識を失うことなく、安心して歯科治療を受けるための方法である。

②確実な鼻呼吸と鎮静レベルを監視する。

③歯科衛生士は、笑気吸入鎮静法を実施する前に、フェイスマスクや鼻マスクに慣れさせるトレーニングを行う。

④患者が口呼吸を行っているときは、鼻呼吸を促し、患者がリラックスできるよう声かけを行う。

⑤歯科治療中は、患者の状態を細かく観察しながら補助を行う。

⑥歯科治療中は、鎮静状態の確認、意識レベルのチェック、鼻呼吸の確認を行う。

⑦静脈鎮静法は、呼吸抑制、嚥下反射を抑制するため、誤嚥やむせが起こりやすく、的確なバキューム操作が必要である。

⑧術中の舌根沈下や気道閉塞には、歯科医師の指示で、頭部後屈オトガイ挙上などにより対応する。

⑨全身麻酔下の歯科治療は、患者への負担を軽減するため、無駄な時間を少なくし、歯科治療の能率化を図る。

⑩歯科治療の補助では、バキュームチップやミラーなどの器具を不適切に操作して口唇や粘膜を傷つけない。

⑪口腔粘膜の浮腫への配慮（器具を舌下部など同じ場所に長時間押しつけない）。

①　笑気吸入鎮静法の診療補助

1）笑気吸入鎮静法時の補助

笑気吸入鎮静法は、30％以下の笑気と70％以上の酸素を使用する鎮静法で、安全性が高く副作用が少ない。また導入と覚醒が早いのが特徴である。歯科衛生士は、歯科医師の指示なしに笑気吸入器を操作することはないが、笑気吸入鎮静法の知識、機器の取扱い方法や、清掃法などを把握しておく必要がある。

①過去の笑気吸入鎮静法の使用経験の把握

患者がこれまでに笑気吸入鎮静法を経験したことがあるか、また、使用経験があればそのときの状況を把握する。

②保護者または患者に笑気吸入時の気分について説明する。

③歯科衛生士自身がフェイスマスクや鼻マスクを自分の口や鼻に当てて、使用法を説明する。

> 笑気吸入鎮静法
> → p.113「（2）精神鎮静法」参照。

患者のなかには、恐怖心、理解力不足、口腔周囲の過敏などから、フェイスマスクや鼻マスクに拒否反応を示すことがある。したがって、拒否反応を示す患者には、フェイスマスクや鼻マスクに慣れさせるトレーニングや、鼻呼吸を続けるトレーニングが必要である。

④マスクの適合のチェック
（体動によるマスクのずれなど）
　鼻マスクには大中小があるため、どの大きさが適切かを判断し、マスク装着時に適合状態を確認する。マスクと顔面に隙間がみられる場合は、マスクの歪みを修正し、マスクを顔面にフィットさせる（図1）。

⑤ガス供給量のチェック
　ガスの流量は、酸素と笑気を合わせて6～10Lであり、リザーバーバッグが十分にふくれていることをチェックする。

⑥ふらつきへの対応
　処置後、ふらつきに注意し、その場合は転倒に配慮して待合室へ誘導する。

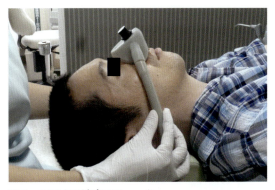

図1　マスクの適合のチェック
マスクと顔面に隙間がある場合は、マスクの歪みを調整し、マスクを顔面にフィットさせる。

鼻マスク

ふらつき

MEMO

鼻呼吸のチェック法
鼻マスク弁の「カシャカシャ」という小さな音や、弁から漏れる呼吸音が規則的に聞こえれば上手な鼻呼吸で、マスクと顔面に隙間がないことを意味している。

❷ 静脈内鎮静法での診療補助

静脈内鎮静法

1）静脈内鎮静法（intravenous sedation；IVS）

　歯科衛生士は、静脈内鎮静法の目的と適応についてだけでなく、使用する薬物の種類や名称、使用量、特徴についての知識を身につけておくことが大切である。

(1) 使用薬剤
　使用薬剤は、ベンゾジアゼピン系抗不安薬のジアゼパム（ホリゾン®）、フルニトラゼパム（サイレース®）、ミダゾラム（ドルミカム®）が主に用いられている。

ジアゼパム
ホリゾン®
フルニトラゼパム
サイレース®
ミダゾラム
ドルミカム®

(2) 静脈注射時の配慮点
　a. 事前準備
　　以前にIVSの経験があれば、そのときの使用薬剤、使用量、効果、覚醒

についてチェックをしておく。

b. 使用薬剤の準備

歯科医師より指示を受けて薬剤を準備する場合は、使用薬剤に間違いがないよう注意する。注射器には、使用薬剤のアンプルに添付してある薬剤名シールを必ず貼る。またアンプルはすぐに廃棄せず、薬剤を入れた注射器とともに歯科医師に提示し、間違いがないことを再確認する。

c. 静脈注射時の介助

①患者にリラックスできるよう声かけを行い、激しい緊張や抵抗による体動を予測し、確実な四肢の抑制を行う。

②薬液の注入が終わり、抜針後は、アルコール綿でしばらく押さえ、止血を確認したうえで絆創膏を貼る。

d. 歯科治療中の注意事項 [1]

治療中は、患者の状態を細かく観察しながら補助を行う。

①鎮静状態の確認

適切な鎮静深度は、瞼が重くなり目が半眼状態で、血圧、脈拍、呼吸、体温が安定し、呼かけや軽度の刺激に対して、開眼や応答ができる状態を保持することが望ましい [2]。

②患者の意識レベルのチェック

処置の刺激に対する患者の反応から鎮静効果を測る。

③呼吸の確認

術中舌根沈下しやすいときは、下顎を挙上し気道を確保しながら補助を行う。

④むせへの対応

・嚥下反射が抑制され、誤嚥やむせが起こりやすいため、水や切削片、分泌物が気管内に入らないよう、持続吸引を行う。

嚥下反射
むせ

・水洗、超音波スケーラーの使用時は、水の使用量を最小限にし、施術側を下に向け頬側より持続吸引する。

⑤呼吸や血圧、脈拍、循環状態などを、歯科医師とともに監視する。

動脈血中の酸素濃度（パルスオキシメータなどのモニター機器による観察）

動脈血中の酸素濃度

⑥痛みや刺激に対する患者の反応と対処

e. 治療後の注意事項

・治療終了後は、歯科医師の指示で治療椅子からの移動を行う。

・移動時は、ふらつきによる転倒に十分注意する。

・記録は、体調、静脈路確保の部位と状況、使用薬剤量、鎮静の状態、回復時の状況を記録しておく。

MEMO
プロポフォールによる静脈内鎮静法
近年、静脈麻酔薬であるプロポフォールによる静脈内鎮静法が、歯科麻酔領域の臨床で多く用いられている。静脈内鎮静法と同様の方法で行われるが、深い鎮静により意識を喪失し、その結果、患者の体動が抑制されるものである。歯科衛生士は、全身麻酔に準じた的確なアシスタントワークが求められる。この方法は、血圧低下や呼吸抑制、反射抑制をきたしやすいため、歯科衛生士は誤嚥やむせを起こさせないよう、適切な吸引操作が必要である。

> プロポフォール

③ 全身麻酔の診療補助

> 全身麻酔
> → p.113「(3) 全身麻酔法」参照。

1) 全身麻酔 (general anesthesia ; GA)

通常、全身麻酔は麻酔科医が行い、その補助は看護師の業務とされている。しかし、看護師のいない歯科医療機関では、歯科衛生士が麻酔の補助を行う場合がある。したがって、歯科衛生士は全身麻酔の手順、麻酔薬の特徴、麻酔の方法を理解し、全身麻酔中に起こるさまざまな状態に対応できるようなトレーニングを積むことが必要とされる[3]。全身麻酔下の歯科治療は、患者への負担を軽減するため、無駄な時間を少なくし、歯科治療の能率化を図ることが大切である。そのためには、歯科衛生士は治療計画に基づいた器具や機械、材料などを事前に準備したうえで、迅速で効率のよい診療補助を心がける必要がある（図2）。

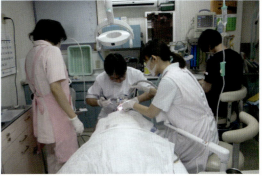

図2 全身麻酔下の歯科治療
歯科衛生士は、治療計画に基づいた器具や機械、材料などを事前に準備したうえで、迅速で効率のよい診療補助を心がける。

> 麻酔科医

2) 患者への配慮

①麻酔導入への事前トレーニング

障害者では、入室時や麻酔導入時に不安や恐怖心から抵抗を示す場合がある。たとえば、自閉スペクトラム症（自閉性障害）児・者では全身麻酔の手順の見通しがもてず、パニックになるケースもみられる。トレーニングの必要性があるケースでは、視覚支援を用いスケジュールを提示したうえで、フェイスマスクなどの当て方を事前に練習しておくと、麻酔の導入がスムーズになる場合もみられる。

②保護者への配慮

全身麻酔当日は、患者と同様に保護者も不安である。歯科衛生士は、術前、

術後と不安感を和らげるような声かけを保護者へ行う[4]。

③歯科治療の補助、介助[4]

　全身麻酔下による歯科治療は通常の歯科治療と異なり、患者に意識がないため、痛みがあっても訴えることができない。したがって、歯科衛生士は患者に細心の注意を払い、補助につく必要がある。

・バキュームチップやミラーなどの器具で、口唇や粘膜を傷つけない。
・器具を舌下部など同じ場所に長時間押しつけない。
・歯科衛生士は、治療の進行具合を把握し、セメントや印象材の練和などをタイミングよく行い、時間を無駄にしない[4]。

（寺田ハルカ）

引用文献

1）緒方克也：全身麻酔・精神鎮静法の補助．酒井信明，緒方克也監修：歯科衛生士のための障害者歯科．東京：医歯薬出版，126-130，1996．
2）足立了平，安藤佳代子：吸入鎮静法，静脈内鎮静法．小谷順一郎編著ほか：歯科衛生士テキスト 歯科麻酔学．東京：学建書院，52-59，2013．
3）緒方克也：笑気吸入鎮静法．緒方克也編著：地域で診る障害者歯科．東京：医歯薬出版，103，1990．
4）小笠原　正，河野幸子：さまざまな行動調整法，全身麻酔や鎮静法における診療補助．緒方克也監修：歯科衛生士のための障害者歯科，第3版．東京：医歯薬出版，98,101,124-125，2006．

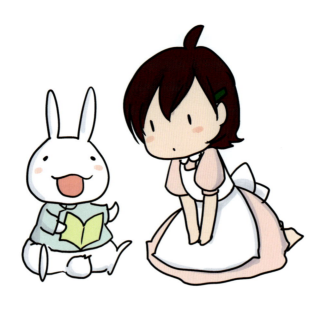

障害者歯科の現場から

障害の発見機能をもつ地域の歯科医院

緒方克也（おがた小児歯科医院）

患者の生活や暮らしを感じ取る力が必要

今月で3歳になるK君は、う蝕予防を希望して来院しました。よくおしゃべりする活発な子どもですが、なかなかいうことを聞いてくれません。医療面接でも、母親は落ち着きのなさを心配し、また、言葉は出ているがしゃべりが一方的で、相手の話をしっかり聞き取れないことを心配していました。子育ての経験をもつ歯科衛生士は、その子に対して、あまりにも落ち着きがないので気になると言いました。治療椅子を倒し、寝かせようとしたとき、子どもは寝るのを嫌がり、母親も一緒に抑えるように仰臥位にしましたが、子どもは激しく抵抗し、口を見ようとすると唇を強く結んで開けるのを拒否しました。それでも見ようとすると大きな声で泣き出し、母親や歯科医師と全く意思の疎通ができなくなりました。いくら言葉をかけても、その言葉に反応しないのです。母親は「泣くといつもこうです」とあきらめ顔でした。歯科医師も、ちょっと変わった子だと思いながら、母親が「人と一緒に遊ぶのができなくて困るんです」「スーパーではしょっちゅう迷子になって放送で呼ばれるし」と言っていたのを思い出し、やはり発達に何か問題があるのではないかと思いました。

さらに、口腔内診査と歯磨きの間ずっと泣いて暴れていたK君が、終わった途端ケロッとして椅子から降りると、母親も求めずに診療室内をにこにこしてウロウロし始めました。歯科医師はこの様子を見て、やはり発達に何か問題があると考え、母親に3歳児歯科健康診査を聞くと来週が健診日とわかり、「健診のときに、担当の保健師に心配なことをすべてしっかり相談するほうがいい」とアドバイスしました。そして、「母親が聞きやすいように、自分から保健福祉センターの健診担当者に連絡し、相談に乗ってくれるように連絡してもいいか」と聞きました。母親は大変喜んで、「そんなにしてもらっていいのか」と感謝しました。歯科医師はすぐに保健福祉センターへ連絡し、「健診を受けるK君が歯科医院に来て、このような行動であり、母親も大変心配しているのでしっかり観察して相談に乗ってほしい」と伝えました。

このことは、地域の歯科医院が障害の発見機能をもっているということです。しかし、子どもの発達に無関心であり、あるいは高齢者の機能退行に無関心では発見機能は生かされません。そのためには、地域の歯科医院で活動する歯科衛生士は、患者の口の中だけを見るのではなく、患者の生活や暮らしを感じ取る力が必要です。

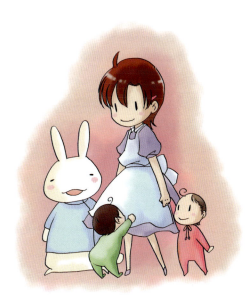

やってみよう

以下の問いに○×で答えてみよう（解答は巻末）

1. 障害者への医療面接は、治療音のある診療室で行うのが慣れるために良い。
2. 歯科治療計画作成には、多職種間のチームアプローチを考慮する必要はない。
3. 診療補助にあたって、予想される障害者の行動に備え注意する必要がある。
4. 口腔の保健を通じて、障害者のQOLを高める生活支援を歯科衛生士は行う。
5. 療育手帳により知的障害者の発達程度は簡易的に把握できる。
6. 治療計画に従って、歯科衛生士は歯科保健管理計画を立案する。
7. 診療補助を安全に行うためには、障害者のリスク因子の分析や評価が必要である。
8. 歯科衛生士は、医療面接で得た情報を活用し歯科保健管理計画を立てる。
9. 重症心身障害者の体調は環境に左右されず、ほとんど変化しない。
10. 安全確保のため、頭部固定など身体抑制の介助が必要な場合がある。
11. 患者への声掛けに反応がないようであれば、患者の気持ちには余裕がある。
12. 担当歯科衛生士は、患者が診療室から移動したら、寄り添い見守る必要はない。
13. 障害者への治療では、診療補助は無言で行ったほうが良い。
14. 診療内容を構造化して、患者が診療の見通しを立てられるようにする。
15. 開口保持器を使用する場合は、小器具、歯冠修復物の誤嚥に注意する。
16. 歯科診療においては、障害の特殊性を理解していなくても治療は出来る。
17. 障害者に見られる不適応行動は、歯科衛生士が予測する必要はない。
18. 脳性麻痺患者へのバキューム操作では歯列弓の頬側より吸引を始める。
19. 笑気吸入鎮静法は、30％以下の笑気と70％以上の酸素の混合ガスを吸入させる。
20. 静脈内鎮静法には、主にベンゾジアゼピン系の抗不安薬が用いられる。
21. 精神鎮静法終了後の移動は、回復を見るので独歩とし、補助・監視は特に必要ない。
22. 全身麻酔下歯科治療は治療の能率化を図るように心がけ、診療計画に基づいて診療作業を進める。
23. 全身麻酔では意識がないため、各処置を早く進めるには少々粗暴でも良い。
24. 行動障害や多動によって待てない患者は、予約患者の間に診療する。
25. 全身麻酔下歯科治療では患者の保護者にも声掛けなどの対応が必要である。

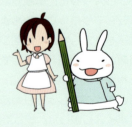

第6章
歯科衛生士と医療安全

1. 全身管理が必要な障害者
①全身管理の意味とリスクマネジメント
②障害別の全身管理

2. 全身管理の基本知識
①リスク評価
②呼吸の見方
③循環の見方

3. 全身管理の診療補助
①管理の記録
②救急処置の準備

4. 全身症状への対応
①てんかん発作
②呼吸不全
③心筋虚血
④脳卒中
⑤窒息と誤飲・誤嚥

5. 感染予防
①標準予防策（スタンダードプレコーション）
②障害者歯科の感染対策

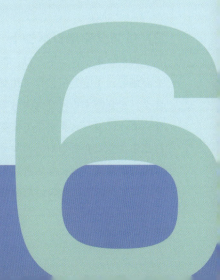

1 全身管理が必要な障害者

> **おぼえよう**
>
> ①歯科衛生士は、直接・間接に治療に関与している。治療が体に与える影響を考え、リスクマネジメントを歯科医師と共同で行う。
> ②障害者は、全身疾患を基礎的に有していることが多い。障害に特有の全身疾患もあり、障害別の合併症を記憶する。
> ③障害者も年齢を重ねると成人病を合併してくる。初診時に問題がなくても、時間が経つと何らかの全身疾患に罹患していることがある。エピソードがなくても、1年に1度は全身状態の再評価は必要になる。

1 全身管理の意味とリスクマネジメント

　歯科治療は生体への外界からの刺激であり、生体はその刺激に対応して恒常性を保とうとする。しかし、治療刺激が強かったり、重要臓器の疾病あるいは機能低下の場合は、容易に全身状態が悪化する。障害者では、治療に伴う不安、痛み、出血、感染および薬物などにより、容易に恒常性が崩れる。

恒常性（homeostasis）
生体が、外界からの影響に対応して、自ら正常な状態に保とうとする性質。

1）全身管理

　全身管理とは、生体の恒常性が脅かされる患者に対し、正常状態を維持管理していくことである。障害者は、歯科処置により恒常性を崩すおそれがあり、全身管理の必要がある。具体的には、人が生命を維持するのに重要な生理活動である呼吸・循環・代謝によって現れる生命現象（vital sign）を観察し、それらが正常範囲から外れた場合、または外れないように術前から予測を立て、必要な処置を行うことである。

代謝
体に取り入れた栄養を、生命活動に必要なエネルギーに変えること。

生命現象（vital sign）
外から認識できる生きている証明。主に意識、体温、呼吸、脈拍、血圧。

2）リスクマネジメント

　リスクマネジメントとは、問診、診察、検査、他科診療情報により全身状態を評価し、予定処置に伴う生体への刺激量を推測し、恒常性維持の困難性（リスク）を判断する（リスク分類）と同時に、診療刺激によって異常状態にならないように、リスクに応じて術前より予防に努め、術中、術後と安全に診療が行えるように必要な対応（マネジメント）を行うことである。
　歯科治療は、どんな患者に対してもリスクとなる。リスクマネジメントにより、エビデンスに基づいた歯科診断と歯科処置が行われれば、患者は安全に歯

エビデンス
診断、治療の根拠となり、学問的に証明された知識。

1. 全身管理が必要な障害者

科処置が受けられる。

❷ 障害別の全身管理

1）知的障害

　知的障害者は病気になっても、その症状を的確に表現できず、初期または軽症の場合は、周囲の者が感知しなければ見過ごすことが多い。その結果、重症化、長期化して、合併症や後遺症から多重の障害者となる。また、知的障害になった背景として、全身疾患が影響している場合もある。たとえば、出生と同時に自らの呼吸・循環機能に頼ることになるが、先天性のチアノーゼ性心疾患を合併して出生した場合、結果的に酸素不足から低酸素脳症となり、障害を受ける。障害者は、症状の訴えや説明ができない、検査や処置への協力困難などから、全身状態の確認が不十分となり、病状が悪化していることがある。

　医療面接では、障害の発症原因、既往歴などについて十分な問診を行い、介助者にはできるだけ遡って生活状態の変化を聞く必要がある。また、医科主治医より全身状態に関わる診療情報を得ておく。臨床では、行動変容の効果がない場合に抑制を行うこともある。その場合、できるだけモニター（SpO_2、脈拍、体温、血圧）を行い、変化を監視する。

2）脳性麻痺

　不安、音、光、触覚、痛みなどにより、意思とは関係ない反射運動である不随意運動を起こす。この不随意運動による持続的な筋緊張により、成長発育に伴って骨格や関節が変形する。胸郭、脊椎や呼吸関連筋群の異常があれば、スムーズな呼吸ができず、換気量の減少、喀痰の排出困難から、肺炎などの合併症を起こしやすい。開口保持器による強制開口を続けると、異常な咽喉頭反射により、咽頭が広がり、鼻咽頭閉鎖、咽喉頭閉鎖状態になり呼吸ができなくなることがある。強制開口を続けると苦しくなり、体動は激しく、開口保持器による組織損傷事故を起こす。

　術前には、胸郭の動きや呼吸音から、換気がスムーズか不均衡かを確認し、クッション材を利用して、換気が抑制されないような体位をとる。術中は換気不足から、低酸素、高二酸化炭素血症にならないように注意し、常にパルスオキシメータにより監視する。目視での監視はもちろん行い、口唇、眼瞼のチアノーゼ、呼吸音も監視する。

3）精神障害（統合失調症、薬物中毒、うつ病）

　精神障害者のほとんどは何らかの抗精神病薬が処方されている。フェノチアジン系を含む強力精神安定薬には注意する。末梢血管を収縮する交感神経の α 作用を遮断するため、服薬により血管が拡張して異常血圧低下を起こしやすい。

チアノーゼ

暗い還元ヘモグロビンが増加し、皮膚毛細血管が青紫色にみえること。酸素不足を表す。

還元ヘモグロビン

赤血球球中のヘモグロビンは、酸素と結合すると明赤色の酸化ヘモグロビンに、酸素がなくなると暗赤色の還元ヘモグロビンとなる。

低酸素脳症

窒息、薬物中毒、重症糖尿病などで脳組織の酸素が少なくなる状態。

高二酸化炭素血症

代謝によって生産された二酸化炭素が、呼吸ができないため、血液中に蓄積された状態。意識障害、頭痛、頻脈、皮膚・結膜の充血などの症状を呈する。

また、アドレナリンを含有している局所麻酔薬や止血剤の使用は、アドレナリンのβ作用により中枢の太い血管も広がり、抗精神病薬のα作用の遮断の影響と総じて動脈血管全体が拡張し血圧の異常低下を生じる（アドレナリン反転）。

うつ病は、脳内カテコールアミンの調節障害から発症するとされ、三環系・四環系抗うつ薬などにより、脳内ドーパミン量を調節し治療されている。ドーパミンと同じカテコールアミン類であるアドレナリンの使用により、相加効果で脈拍・血圧の上昇や、不整脈が生じる場合がある。また、強力精神安定薬を多量に長期連用すると、悪性症候群となり、致命的になることがある。

歯科治療中の術中拘束の必要性は少ないと思われるが、拘束することにより悪性症候群の症状が悪化することも念頭に置く。問診とともに、精神科主治医からの診療情報（処方薬）を得ておくことが重要であり、術中もモニターによる血圧、脈拍、体温の測定を行う。

4）重症心身障害児・者

知的障害と運動機能障害が重度のため、意思の疎通が困難であり、ほとんどが寝たきりや坐位の状態である。発育とともに骨格の変形をきたし、寝たきりのため骨は細く、造血機能が悪く、筋肉量も少ないことから保持している体液量も少なく、貧血、脱水になりやすい。また、自力での摂食ができないため、栄養摂取不足から予備力がなく、外来刺激の影響によって、容易に全身状態の悪化をきたす。その結果、胸郭の変形、筋力低下による痰の喀出不良、嚥下機能障害による誤嚥、栄養不良による免疫力低下などから、容易に誤嚥性肺炎になりやすい。

治療にあたっては、呼吸抑制や誤嚥が起きないように、クッション材などで体の変形に合わせて寝かせ、室温に注意し、エアコンの調節、衣服やタオルケットなどで調節して、低体温やうつ熱などを防止する。術中のモニター（特にSpO_2、体温）は必要である。また、口腔内や上気道の分泌物が多く、咽頭に貯留するので、吸引用カテーテルが使えるようにしておく。

5）中途障害者（脳血管障害、アルツハイマー病、脊椎小脳変性症ほか）

脳血管障害では、高血圧症、心疾患、糖尿病などの合併症に注意する。また、中枢神経系の障害によって、片麻痺、対麻痺などの運動機能障害、摂食嚥下障害、認知症、精神障害、てんかんなどがみられることが多い。また、体温調節中枢、呼吸・循環の調節機能に影響を及ぼすこともある。

全身管理にあたっては、現在の全身状態について、医科主治医からの診療情報や介護評価表などを参考に、必要な予防処置を行い、術中の合併症を推測し、モニター監視下に処置を行う。

（關田俊介）

アドレナリン反転

カテコールアミン
神経伝達物質または副腎髄質ホルモンで交感神経を刺激する。ドーパミン、ノルアドレナリン、アドレナリンなど。

相加効果
効果の似ている複数の薬を投与した場合、効果が加え算的に現れること。

相乗効果
複数の薬を処方した場合、併用効果が単独効果を足したときよりも強く現れること。

悪性症候群
向精神薬の副作用。発症には遺伝的要素も考えられる。悪性症候群のほとんどは、原因医薬品の投与後、減薬後、あるいは中止後の1週間以内に発症する。発熱、筋固縮、痙攣、意識障害などの症状が現れる。筋の異常代謝によるものであり、拘束などは発症の引き金になる可能性がある。

誤嚥性肺炎

うつ熱
皮膚毛細血管が収縮すると、循環血液による冷却ができず、体内部に熱がたまり、異常を起こす。

2 全身管理の基本知識

おぼえよう

①全身管理には、患者の現在の状態を評価することが重要で、医療面接で既往歴とともに、患者、家族、介護者などから患者の生活状況を聞き、整理する必要がある。
②歯科医師は、医科主治医と診療情報を交換し、併診しながら診療を進める。
③呼吸・循環系の観察方法を理解し、評価に必要なバイタルサインを覚える。
④日常生活の状況をリスク分類表に当てはめて評価し、治療刺激と対比させて予測される不測の事態に備える。

1 リスク評価

　障害者の全身状態を評価するうえで、まず行わなければいけないのは、患者の生活状態を確認することである。たとえば問診票に心疾患が記入されていても、買い物や娯楽に出かけ、日常生活に支障のない患者もいるが、いつもベッドで横になり、出かけることもできない人もいる。当然、後者のほうが全身状態は悪く、歯科診療による刺激で全身状態が悪化することが予想できる。そのため、医療面接では全身の既往歴やバイタルサイン（血圧、脈拍、呼吸数、体温）の測定、全身状態の観察は重要である。障害者は検査に非協力なことが多く、十分な評価・診断がなされていない場合もあるが、医科主治医に診療情報・意見を提供してもらい、そのうえで全身状態を評価し、予定される診療内容も考慮してリスクを決めていく。

バイタルサイン

　医科主治医からの診療情報に記入されている診療内容とともに、患者の生活状態を家族・介助者より聴取し、普段と違った行動や様子があった場合、いつからどのくらいの期間、どのくらいの間隔で起こったのか聞き、そのときの患者が置かれていた状況、表情や行動を伝えてもらうことは評価のうえで重要なことである。

　呼吸機能のHugh-Jones（ヒュー・ジョーンズ）の分類、循環機能ではNYHAの心機能分類、日本循環器学会の「非心臓手術における合併疾患の評価と管理に関するガイドライン2014年改定」などを参考にリスク評価を行うとよい。

Hugh-Jonesの分類
NYHAの心機能分類

1）呼吸状態の評価

　全身麻酔下歯科治療を予定する場合は、術前に胸部聴診、胸部エックス線写真、呼吸機能検査、血液ガス分析などが行われる。しかし呼吸機能検査や血液

第6章　歯科衛生士と医療安全

ガス分析検査は障害者の協力は得にくいので、通常、胸部聴診、胸部エックス線写真とパルスオキシメータによる経皮的動脈血酸素飽和度により診断する。しかし、簡易的には呼吸器疾患に関連する既往歴とともに生活状況を参考に、Hugh-Jones の分類（**表1**）などで評価する。

　Hugh-Jones の分類は、呼吸器疾患患者の運動機能と呼吸困難からみた重症度（Ⅰ～Ⅴ段階）評価基準で、Ⅰ度は NYHA のⅠ度、Ⅱ度Ⅲ度は NYHA のⅡ度、Ⅳ度は NYHA のⅢ度、Ⅴ度は NYHA のⅣ度に相当するとされる。

負荷心電図
運動により、心臓に負担（負荷）をかけながら記録した心電図（通常の心電図は安静時に記録する）。冠動脈の異常（狭心症、心筋梗塞）を調べる。マスター法、エルゴメーター法、トレッドミル法がある。

2) 循環状態の評価

　全身麻酔下歯科治療を予定する場合は、胸部聴診、血圧測定、脈拍測定、胸部エックス線写真、12誘導心電図、運動負荷試験、心エコー検査、血液・尿検査などを行うが、障害者は非協力や不随意運動により検査が困難で、それらの一部しか検査結果は得られないことが多い。情報は得にくいが、十分な問診と医科主治医と診療情報を共有することで解決できる。通常の治療においても、バイタルサイン、既往歴、診療情報と共に生活状況を十分に聴取することから各評価分類表に書かれている症状を参考に、循環機能評価を導くことが可能である。

　評価分類には、NYHA 分類（**表2**）や心肺運動負荷試験（**表3**）などから得られた運動強度などを参考にする。運動強度（METs）10は健常者であり、4～10を診療可能とするが、7～10は比較的安全に、4～7は注意して診療を行う範囲となる。

　運動強度の測定は、階段を昇降するマスター法、自転車を模したエルゴメーター、回転ベルト上を歩行するトレッドミルを使用した

表1　Hugh-Jones の分類

Ⅰ度	同年齢・同体格の人と同様の労作が可能で、歩行、階段の昇降もできる
Ⅱ度	同年齢・同体格の健常人と平地では同様に歩行できるが、坂、階段ではついていけない
Ⅲ度	平地でも健常人と一緒には歩けないが、自分のペースでなら平地なら 1.6km 以上歩ける
Ⅳ度	休まなければ平地でも 50m 以上は歩けない
Ⅴ度	会話や衣服の着脱でも苦しく、そのため外出もできない

表2　NYHA（New York Heart Association）の心機能分類

Ⅰ度	身体活動に制限のない心疾患患者。日常生活における身体活動では、疲れ、動悸、呼吸困難、狭心症状は起こらない
Ⅱ度	身体活動に軽度制限のある心疾患患者。日常生活における身体活動でも、疲れ、動悸、呼吸困難、狭心症状が起こる
Ⅲ度	身体活動に高度の制限のある心疾患患者。軽い日常活動における身体活動でも、疲れ、動悸、呼吸困難、狭心症状が起こる
Ⅳ度	身体活動を制限して安静にしていても、心不全症状や狭心症状が起こり、少しの身体活動によっても訴えが増強する

表3　心肺運動負荷試験（cardiopulmonary exercise test；CPX）

運動強度（METs）	日常での動作
1～3	自分の身の回りのことができる 食事、服装、トイレが可能 室内の歩行が可能 平地を 100～200 m 歩ける（3.2～4.8km/ 時） 軽いふき掃除や食器洗いなどの軽い家事ができる 400 m 歩けず、2 階へは昇れない
4～10	2 階まで昇れたり、坂を登れる 平地を急ぎ足で歩ける（6.4km/ 時） 短い距離なら走れる 床をふいたり、重い家具を持ったり動かしたりできる ゴルフやボーリング、ダンス、テニスのダブルス、ボールを投げるなどのレクリエーションはできる
>10	水泳、テニスのシングル、サッカー、バスケットボール、スキーなどのスポーツができる

2. 全身管理の基本知識

運動での負荷試験を行うが、障害者には適応しづらいので、日常の生活から想定することが多い。

> **MEMO**
> **運動強度（METs）**
> 運動する人の身体能力を数値で表現する方法である。計算方法はいくつかあるが、1〜10の数値で表す。値が低い人ほど身体能力が劣っている、つまり、身体を支えている心肺能力が劣っていることになり、運動強度により予備力を推定できる。

❷ 呼吸の見方

　呼吸が必要十分に行われていれば、体内に酸素は十分に行き渡り、顔色は変わらない。また、脳組織においても低酸素脳症とはならず、意識低下をきたすこともない。通常呼吸は顔色、呼吸音、胸の動き、腹部の動きと、上から下へ眺めて確認していく。呼吸が不十分な場合は、酸素不足となり、眼瞼、口唇などにチアノーゼがみられる。患者の鼻孔や口に耳と頬を近づけて呼吸音を聞き、息が感じられるなら気道閉塞はないが、もし認められなければ、舌根沈下や異物による気道閉塞または無呼吸である。胸郭が上下運動を規則的に繰り返していれば、呼吸筋の異常および脳の呼吸中枢の異常は考えられないが、胸部と腹部の上下運動が一致せず、反対方向に動くシーソー呼吸（外奇異呼吸）の場合は、何らかの気道閉塞が考えられる。以上の観察によって、呼吸状態を確認することができるが、具体的な数値として記録に残すには、観察事項とともに器具（時計またはストップウオッチ、聴診器、パルスオキシメータ）を使用し、経時的に呼吸数（RR：正常値16〜20回/分）、経皮的動脈血酸素飽和度（SpO₂：正常値96〜99％）、呼吸音により換気状態を確認する。

　まず、意識の確認（訴えがあれば聞き）、チアノーゼの有無、胸腹部の動きおよび呼吸音を確認する。呼吸があれば数は促迫か遅いか、呼吸間隔はリズム的か、換気量は少ないか多いか（呼吸が浅いか深いか）を確認する。その間にパルスオキシメータを装着し、経皮的動脈血酸素飽和度を確認し、必要なら酸素投与を行う。換気がなければ気道を確保し、人工呼吸を行う。

シーソー呼吸（外奇異呼吸）
胸部と腹部の動きが同調していない、逆の動きをする呼吸運動。

経皮的動脈血酸素飽和度（SpO₂）

呼吸促迫
異常に速くなった呼吸。

>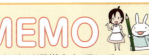
> **経皮的動脈血酸素飽和度（SpO₂）**
> 血液中の酸素のほとんどは、赤血球のヘモグロビンにより運搬されている。ヘモグロビンには、酸素のついた酸化ヘモグロビンと、酸素の離れた還元ヘモグロビンとがあり、明るさが違う。その違いを利用して、皮膚に光を当てて測定するパルスオキシメータにより、血液中の酸素が全運搬能力の何％になるか示したもの。健康な場合96〜100％である。

❸ 循環の見方

　受診時に顔色が蒼白または紅ら顔だったり、意識レベルの低下やめまい、ふらつきなどの脳貧血様症状、頭痛、動悸、息切れを訴える場合は、循環機能の異常を考える。問診を十分行い、バイタルサインを測定して状態を確認する。

　循環状態評価の基本は、血圧と脈拍である。脈拍の測定には秒針付き時計またはストップウオッチが、血圧の測定には血圧計と聴診器が必要となる。脈拍は通常、橈骨動脈で測定するが、橈骨動脈で触知できない場合は頸動脈で触知する。脈拍の触知は、示指、中指、薬指の3本を前腕内側の橈骨動脈に当て、前腕背側に拇指を当て、軽く挟むようにして触知する。1分間の脈拍を数え、その値を得る（一般的には15秒間の脈拍を数え、4倍して1分間の値とする）。脈拍の正常値は60～80拍/分で、100拍/分以上を頻脈、60拍/分未満を徐脈という。また、脈がリズム的でない場合は何らかの心疾患が存在する。

　血圧は、左側上腕（片麻痺者では非麻痺側）にマンシェットを巻き、マンシェット内部のゴム囊を加圧し、その内部の圧力を上昇させ、上腕動脈がつぶされてコロトコフ音が聴診できなくなったところを最高血圧とし、内部圧力を下げてきて、コロトコフ音の聴診が再開され、再びコロトコフ音が消えたときの圧力を最低血圧とする（図1）。安静時の最高血圧が140mmHg以上、または最低血圧が90mmHg以上が高血圧症である（表4）。

　循環は、生活の場面で変化するものである。ベッドで安静にしているときと、運動しているときでは明らかに違いがある。安静にしている場合は、人体の臓器・組織が必要とする酸素や栄養は少なくても大丈夫だが、不安なときや運動しているときはそれに応じて増加する必要があり、代謝によって作られた老廃物もすみやかに除く必要がある。それを担っているのが循環で、血圧・脈拍はそれを表す指標である。以上から、自宅で測定した値と診療室で測定した値では違いがあることがわかる。リラックスした自宅のベッドでは正常範囲の血圧の患者でも、不安、緊張、治療刺激のある歯科ユニット上では血圧の上昇がみられる。

> **マンシェット**
> 非観血的血圧計の測定用袋状布帯。帯の中に血圧計とゴム管でつながっているゴム囊が入っている。

> **コロトコフ音**
> 圧を加えて細くなった動脈内で、血液の流れが乱流を起こしたときの音。流れが止まったときや、血管が元の太さに戻ったときは乱流がなく、音がしない。

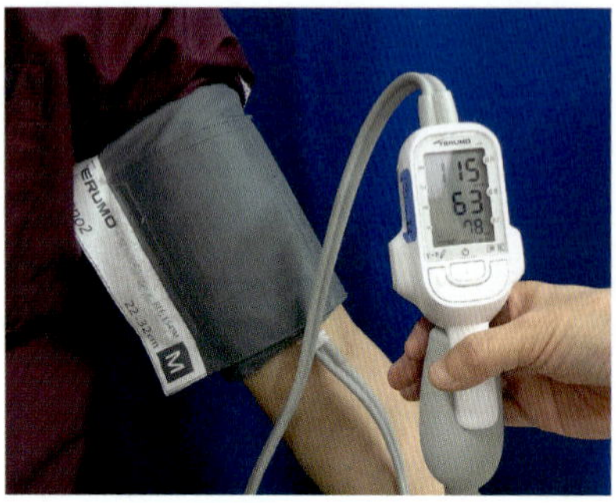

図1　非観血的測定

表4　高血圧分類（成人における血圧値の分類）

分類	収縮期血圧		拡張期血圧
至適血圧	<120	かつ	<80
正常血圧	<130	かつ	<85
正常高値血圧	130～139	または	85～89
Ⅰ度高血圧	140～159	または	90～99
Ⅱ度高血圧	160～179	または	100～109
Ⅲ度高血圧	≧180	または	≧110
（孤立性）収縮期高血圧	≧140	かつ	<90

日本心臓財団webサイト：高血圧治療ガイドライン（日本高血圧学会）
http://www.jhf.or.jp/a&s_info/guideline/kouketuatu.html

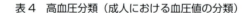

日本高血圧学会の指標でも、高血圧の降圧目標値を家庭と診療室で差をつけている（表5）。全身管理で基本となるのは家庭での血圧（または受診時の血圧）で、診療中ではそれの±30％以内にとどめておくのがよいとされている。たとえば、最高血圧が130mmHgの場合、169〜91mmHg（約170〜90mmHg）の範囲である。また、最高血圧が200mmHgを超えて20分以上経過すると、何らかの異常が発症する可能性があるとされるので、血圧が高めの場合でも200mmHg以内にコントロールする。

表6は、WHO（世界保健機関）の高血圧分類、NYHA（ニューヨーク心臓協会）の心機能分類および心筋酸素需要指標のRPP（rate pressure products）と、抜歯の難度と対応させ、リスク評価を行い、診療対応を提示されたものである[4]。

表5 高血圧の降圧目標値

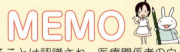

	家庭血圧	診療室血圧
若年者中年者	125/80mmHg 未満	130/85mmHg 未満
高齢者	135/85mmHg 未満	140/90mmHg 未満

（日本高血圧学会高血圧治療ガイドライン作成委員会編：高血圧治療ガイドライン2009．東京：ライフサイエンス出版，2009．）

表6 抜歯手術リスク評価（試案）

	軽度	中等度	重度
第1度（手術時間5分以内）	A	B	C
第2度（手術時間10分以内）	A	B	C
第3度（手術時間20分以内）	A	B	C
第4度（手術時間20分以上）	B	C	C

高血圧症（WHO）	第1期	第2期	第3期
心疾患（NYHA）	第Ⅰ度	第Ⅱ度	第Ⅲ度
RPP	＜12,000	＜12,000	＞12,000

評価A：一般歯科診療所で対応できる病態
評価B：モニタリングなどを行って対応する病態
評価C：口腔外科、麻酔科がある専門施設で対応する病態

（關田俊介）

MEMO 白衣高血圧症

病院に行くと血圧が異常に上昇する患者がいることは認識され、医療関係者の白衣を見ると緊張することから、白衣高血圧症あるいは白衣症候群という病名が付けられている。

引用文献

1）日本救急医学会webサイト：医学用語解説集「ヒュー・ジョーンズの基準」．
http://www.jaam.jp/html/dictionary/dictionary/word/0603.htm
2）The Criteria Committee of the New York Heart Association：Diseases of the Heart and Blood Vessels：Nomenclature and Criteria for Diagnosis, 6th ed. Boston：Little Brown, 1964.
3）日本循環器学会：非心臓手術における合併心疾患の評価と管理に関するガイドライン（2008年改訂版）―循環器病の診断と治療に関するガイドライン（2007年度合同研究班報告）．http://www.j-circ.or.jp/guideline/pdf/JCS2008_kyo_h.pdf
4）白川正順ほか：有病者歯科患者の歯科治療リスクについての臨床的研究．日本歯科医学会誌 1998；17：73-82.

3 全身管理の診療補助

おぼえよう

①バイタルサインの測定法と正常値を覚えよう。
②呼吸監視モニターの表示画面のバイタルサイン（数値）を理解し覚えよう。
③治療のステップが進行し、治療内容が変化したら、必ずバイタルサインを測定し、術者に報告し記録する必要がある。管理記録は診療録の一部である。
④全身管理に必要な器材、薬剤の使用法、効能を理解し準備できるようにする。

1 管理の記録

　管理記録とは、患者の全身状態（バイタルサイン）を経時的に（時間を追って）、処置内容、使用薬剤などとともに記録した診療録である。この記録は、全身疾患を合併している患者の処置、または救急事態において適切な対応をするうえで重要である。処置中にその記録を振り返り、対応が正しかったか、新たな事象が発症したか診断し、対応の修正または継続を判断するための資料になる。

　記録は、患者がユニットに座った時点から開始する。救急事態の場合は、その発生時点から記録する。2〜5分間隔でバイタルサインを測定し記録する（図1）。途中の処置内容、処置に使用した薬剤も併せて記録していく。記入は一連の処置が終わってから記録するものではない。バイタルサイン測定時、処置および薬剤投与を行ったと同時に記入する（図2）。実際には、担当医が記録するのは無理なので、ほかの歯科医師、歯科衛生士などが記入することが多い。

> **バイタルサイン測定に使用する器材**
> 秒針付き時計（ストップウオッチ）、血圧計（アネロイド型（図3）またはオシロメトリック型）、聴診器、体温計（図4）、記録用紙

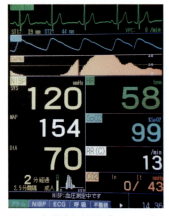

図1　患者監視装置（モニター）

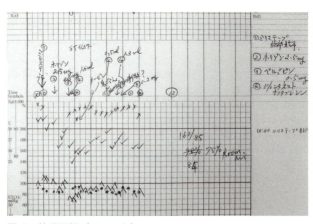

図2　管理記録（チャート）

3．全身管理の診療補助

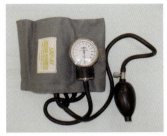

図3　アネロイド型血圧計

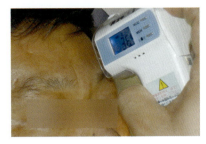

図4　体温計
写真のものは皮膚より離して測定できる。障害者には便利。

MEMO

患者監視装置に表示される数値

表1　患者監視装置の表示画面の数値とそれぞれの意味

数値の名称		意味
HR	心拍数	心臓の毎分の収縮数
PR	脈拍数	心臓からの血液の毎分拍出回数
SpO_2	経皮的動脈血酸素飽和度	動脈血液で運搬されている酸素の量
SBP	収縮期血圧（最高血圧）	血液が心臓から拍出されたときの動脈の内圧
MAP	平均動脈圧	（（収縮期血圧－拡張期血圧）÷3）＋拡張期血圧
DBP	拡張期血圧（最低血圧）	心臓からの血液の拍出が終わったときの動脈の内圧
RR	呼吸数	毎分の呼吸回数
RPP	心筋仕事量 (rate pressure products)	心臓筋肉の酸素要求量の予測

バイタルサインの正常値

脈拍（60～80/分）、血圧（130～100／90～70mmHg）、呼吸数（成人：20～30/分）、体温（成人：37.0℃）

2　救急処置の準備

1）救急時の役割の確認（救急対応マニュアル、救急薬品ノート）

　救急時は忙しく、緊張からスムーズな対応ができない場合がある。救急時の対応マニュアルの作成と、日頃からの訓練によってスムーズな対応がとれるよう心がける。救急時の対応分担、各部署への連絡方法（救急車の手配、応援医師への連絡など）、救急蘇生の流れ図、事後の報告書の作成についてなど、簡潔にわかりやすく書かれたマニュアルを目の届く所に装備する。薬剤は、救急薬品ノートに在庫数や使用期限がわかるように表を作り、使用時や在庫補充時にすぐに記入するようにし、救急時の薬剤不足を防ぐ。

2）全身管理に必要な器材と薬剤の準備

①酸素。（酸素ボンベは黒色、国際規格では緑色）
　酸素ボンベ内残量確認（図5）、酸素投与器の作動確認、酸素マスクまたは酸素カニューレの用意。

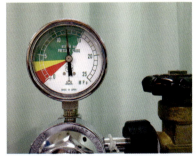

図5　酸素の残量の確認（酸素ボンベの圧力ゲージ）
圧力ゲージは満タンで14.7MPaを示す。圧力は消費にしたがって減っていくので、おおよその残量がわかる。約7.5MPaなら半分である。

97

②人工呼吸（バッグバルブマスクまたはフェイスマスク、フェイスシールド）
③除細動装置（AEDの常設場所の確認、バッテリーの確認、パッドの確認）
④点滴セット、注射器、注射針の用意
⑤救急薬の確認（「薬剤充塡済み注射器」は誤薬、針刺し事故が防げて便利である）

バッグバルブマスク
フェイスマスク
AED

(1) 注射器への薬液の充塡方法

現在、注射器および注射針はディスポーザブルであり、また、使用薬剤によって用意する容積は異なる。注射器、注射針とも接続部を汚さないように袋から出し、注射針を付ける。薬液を吸うだけなら、先端が刃になっていないノンベベルのものもある（図6）。薬液アンプルがガラス製のものは、頸部に丸印のあるほうを上にして、反対側に折るように引っ張る。針刺し事故を防ぐために、アンプルと針は一直線にならないように角度をつけてアンプル口に入れ、吸引する（図7）。誤薬、針刺し事故、感染を考えると、薬剤充塡済み注射器の使用が望ましい。

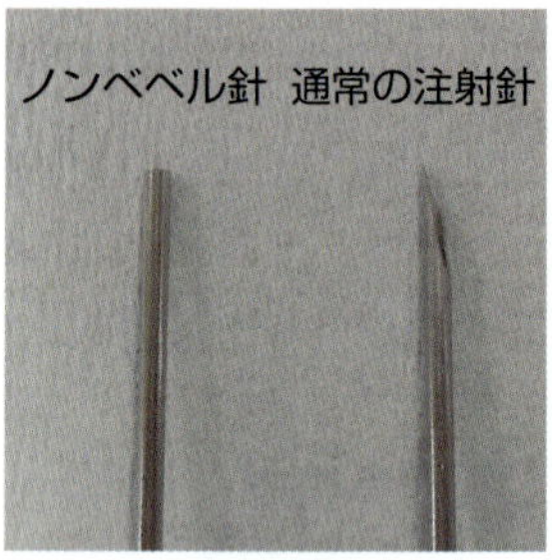

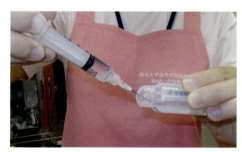

図6　注射針の先端

(2) 点滴回路の作成方法

清潔な卓上で操作する。点滴回路（図8）は、薬液ボトルから順に接続するとわかりやすい。薬液ボトルの栓を取り、点滴回路の接続部位は手で触らず、点滴セットのボトル側の針を根元まで差し込む。次いで、点滴調節用クランプを閉じる。点滴セットの針側のキャップを取り、三方活栓のメス側に付ける。三方活栓のオス側には、翼付静脈針またはエクステンションチューブを付け、翼付静脈針もエクステンションチューブの先端も、使用するまでキャップを付けておく。

図7　アンプルから注射液への吸引

以上が点滴回路の作成であるが、次にボトルを点滴架台に掛け、薬液を回路に満たしていく。点滴調節クランプを閉じた状態で、点滴確認チューブを指でつぶして戻す操作で、チューブの半分または線の部分まで薬液で満たす。その後、クランプを緩めて開放し、薬液を針の先端まで満たし、再びクランプを閉じる。重要なことは、点滴確認チューブ以外に回路に空気が残留しないことである。

(3) 静脈路確保の補助

点滴器材を用意する。静脈を駆血しやすいように患者の袖を上げ、腕の静脈が見えるようにする。駆血後、刺入部位を消毒し静脈穿刺。点滴回路の接続部のキャップを取り、汚さないように術者に渡す。回路を接続して血液の逆流を確かめる。固定用絆創膏を渡す。指示に従いクランプを緩め、点滴速度の調整を行う。

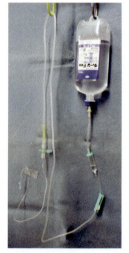

図8　点滴回路

3．全身管理の診療補助

主な点滴・注射器材
点滴セット、三方活栓、延長管、ディスポーザブル注射器、翼付注射針、静脈留置針、駆血帯、消毒用アルコール綿

点滴速度の調節（参考）

一般的に、点滴の速度は 1mL ≒ 16 滴（袋に記載）である。

指示	点滴速度	指示	点滴速度
100mL/時間	≒ 27 滴/分 ≒ 1 滴/2 秒	400mL/時間	≒ 107 滴/分 ≒ 2 滴/1 秒
200mL/時間	≒ 53 滴/分 ≒ 1 滴/1 秒	500mL/時間	≒ 133 滴/分 ≒ 7 滴/3 秒
300mL/時間	≒ 80 滴/分 ≒ 4 滴/3 秒		

3）緊急時の救命の連鎖

　AHA では 2015 年から救命の連鎖を院内心肺停止（IHCA）と院外心肺停止（OHCA）に分けている[1]。しかし病院歯科を除き、歯科医院では初期対応は IHCA で後半は OHCA の連鎖となる。術中は監視および予防対応を行い、緊急事態には訓練された歯科医院チームが対応、即時に質の高い CPR と AED による除細動による救命処置を行い、救急隊に引き継ぎ、より上位医療機関に搬送して対応するのが歯科医院では一般的である。

①緊急事態の認識
　意識の確認、バイタルサイン確認
②院内緊急対応チーム集合
　術中モニターをしていなければ呼吸、脈拍の確認（10 秒以内）、AED 用意、外部応援要請 119 番
③ CPR（心肺蘇生）法を開始する
・胸部圧迫による心マッサージ（100 〜 120 回 / 分）30 回
・胸部圧迫深さ（成人：4 〜 6 ㎝、小児：胸郭厚さの 1/3）
・人工呼吸 2 回（心マッサージ：人工呼吸　= 30：2）
④ AED による除細動
⑤救急車により ALS チームに引き継ぐ
　ALS チームによる心停止後の処置（心拍再開後の低体温療法や冠動脈インターベンション等）
　　　　　　　　　　　　　　　　　　　　　　　　　　　（關田俊介）

救命の連鎖

院内心肺停止（IHCA）
院外心肺停止（OHCA）

CPR（心肺蘇生）法

ALS
Advanced Life Support 二次救命処置のこと

引用文献
1 ）BLS プロバイダーマニュアル AHA ガイドライン 2015

topics

ハンズオンリー CPR（Hands-Only CPR）

ハンズオンリー CPR とは、口対口人工呼吸を行わない、両手のみで行う心肺蘇生法である。
① 119 番に通報する。
②胸部中央を強く速く押す（100 回 / 分）。
心停止で突然倒れた場合、臓器にはまだ酸素は残っている。循環を止めるほうが危険。人工呼吸に自信がない、CPR を教わったことがないような人には有効。

第6章 歯科衛生士と医療安全

4 全身症状への対応

おぼえよう

①てんかん発作時の基本的な対応は安静であり、必要に応じてジアゼパム坐薬などを投与する。
②低酸素症に対する酸素吸入は対症療法であり、原因の究明が必要である。
③心筋虚血（しんきんきょけつ）や脳卒中が疑われる場合には、応急処置を行ってすみやかに専門医に紹介する。
④窒息や誤飲・誤嚥への対応のために、一次救命処置（BLS）の技能を身につけておく。

1 てんかん発作

> **てんかん発作**
> → p.62「①脳・神経疾患：てんかん」参照。

1) てんかん発作の種類

てんかん発作のすべてで痙攣（けいれん）がみられるわけではない。

最も重症の発作は大発作とよばれる**強直間代発作**（きょうちょくかんたいほっさ）である（図1）。全身が突っ張ってのけぞるようになる強直発作（10秒程度）で始まり、その後に全身がガクガクと大きく動く間代発作（1分程度）となり、昏睡期（こんすい）（1〜5分）を経て回復する。強直間代発作時には呼吸が停止し、昏睡期には失禁を伴うこともある。強直発作の発現時から回復期まで意識は消失している。

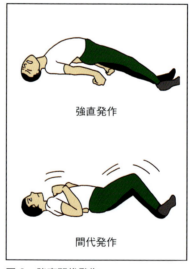

強直間代発作

強直発作

間代発作

図1　強直間代発作

小発作では、意識障害（欠神（けっしん））が数秒〜20秒程度持続する。欠神とは痙攣を伴わない短時間の意識消失のことで、通常は筋の脱力がないため転倒することはなく、一点を凝視するなどの症状がみられることが多い。

欠神

2) 発作時の対応

てんかん発作時の対応の要点は安静である。
①部屋をやや暗くし、安静を保つ。
②口腔内の器具などは素早く取り除く。

③舌の咬傷予防のためにバイトブロックなどを挿入することは避ける。
④吐物による窒息を予防するために、顔を横に向ける。
⑤保護者や付添者がジアゼパム坐薬を持参している場合には使用を考慮する。
⑥5〜10分経過しても発作が反復しているときは専門病院に搬送する。

3) 発作の予防
突然の大きな音や閃光はてんかん発作を誘発しやすいので、タービン使用時や無影燈の点灯時には事前に予告するのが安全である。

2 呼吸不全

1) 呼吸不全とは
呼吸不全とは呼吸機能が障害され、正常な組織・細胞の代謝機能が維持できない状態のことであり、低酸素症がその主体である。低酸素症の目安は、空気吸入時の経皮的動脈血酸素飽和度（SpO_2）が90％以下、動脈血酸素分圧（PaO_2）が60mmHg以下である。低酸素症が1か月以上持続する場合を慢性呼吸不全といい、在宅酸素療法の適応となる。

2) 呼吸不全の症状
呼吸不全の主体は低酸素症であるので、パルスオキシメータで測定したSpO_2が低下して、症状が進めばチアノーゼ症状を呈する。チアノーゼとは皮膚や粘膜が青紫色になった状態であり、爪や唇は色調変化がわかりやすい。貧血患者では低酸素症になってもチアノーゼがみられにくい。

慢性閉塞性肺疾患の患者は無意識のうちに「口すぼめ呼吸」（図2）を行うようになる。口すぼめ呼吸とは呼気時に口をすぼめて息を吐き出す動作であり、低酸素症の予防につながる。

寝たきりの状態にある患者では、大腿部や下腿部の深部静脈血栓症が存在していることがあり、このような場合には、体位変換などで血栓がちぎれて血流によって肺に運ばれると肺血栓塞栓症となる。急激な呼吸困難と低酸素症を示し、重篤な場合にはショック状態となる。また、このような患者では血栓形成の予防のためにワルファリンカリウムを常用している可能性がある。

3) 発作時の対応
基本的な対応は酸素吸入である。通常

> ジアゼパム

> 呼吸不全

> 低酸素症
> 慢性呼吸不全

在宅酸素療法
呼吸器疾患のため、患者の自宅で酸素吸入を継続して行うこと。

> パルスオキシメータ
> SpO_2
> チアノーゼ
> 慢性閉塞性肺疾患
> 口すぼめ呼吸

深部静脈血栓症
長時間、下肢を動かさないことによって、下肢の深部の静脈に血栓ができる状態。いわゆるエコノミークラス症候群も同じメカニズム。

> 肺血栓塞栓症
> ワルファリンカリウム

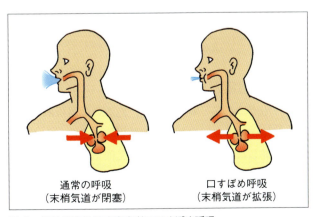

図2　慢性閉塞性肺疾患患者の口すぼめ呼吸

第6章　歯科衛生士と医療安全

は3〜5L/分程度を吸入させ、SpO₂ 90%以上を維持する。しかし、これはあくまでも対症療法であるので、原因を探って根本的な対応を行うべきであるし、必要に応じて専門医に紹介すべきである。

　在宅酸素療法の適応となっている慢性呼吸不全の患者で、特に高二酸化炭素血症を合併している場合、通常は1〜2L/分程度である酸素の吸入量を安易に増加させると、呼吸停止を起こす可能性がある（酸素性無呼吸）。

4）発作の予防

　①合併する疾患の状態が落ち着いており、体調のよいときに診療を行う。
　②診療の途中に適宜、休憩を入れる。
　③口すぼめ呼吸を行っている患者では、適宜、口すぼめ呼吸を行わせる。
　④在宅酸素療法を実施中の患者では、安易に酸素流量を増加させない。

❸ 心筋虚血

心筋虚血

1）心筋虚血とは

　心筋虚血とは心筋の酸素需要に対して酸素供給が不足し、心筋が酸素不足になった状態をいう。一過性の心筋虚血は狭心症発作を起こし、心筋虚血の持続によって心筋が壊死すると心筋梗塞となる（表1）。

　狭心症は、労作性狭心症と異型（安静）狭心症に分類できる。労作性狭心症は運動などによって心筋酸素需要が増加したときに、冠動脈が動脈硬化によって狭窄していて冠動脈血流量が十分に増加せず、酸素供給が不足して発症する。血圧上昇ばかりでなく、頻脈が危険因子である。心電図ではST部分が低下する。異型狭心症は冠動脈がスパスム（攣縮）を起こすことにより、心筋酸素需要が増加していないにもかかわらず酸素供給が減少して発症する。明け方の4時か5時頃の就寝中に発作が起こることが多い。心電図ではST部分が上昇する。心筋梗塞では、心電図でST上昇のほか、異常Q波や冠性T波などがみられる[1]。

狭心症
心筋梗塞
労作性狭心症
異型狭心症

表1　心筋虚血の分類

1．一過性の心筋虚血
1）労作性狭心症：心筋酸素需要の増加に対する酸素供給の相対的不足
2）異型（安静）狭心症：冠動脈スパスムによる心筋酸素供給の減少
2．心筋虚血による心筋壊死
1）心筋梗塞

2）歯科治療と心筋虚血

　歯科治療は不安・緊張や痛み、あるいは局所麻酔薬に添加されたアドレナリンなどによって血圧変動や脈拍数増加をきたしやすく、高血圧症や虚血性心疾患を合併した患者では心筋虚血の発作を起こしやすい状況にある。過去の歯科治療を契機とした死亡事例の集計では、約1/3は心筋虚血発作からの急性心不全が死因となっている。

102

3）発作時の対応

狭心症も心筋梗塞も、発作時には胸部絞扼感を自覚し、胸痛を訴える（図3）。心電図変化は胸痛に先行してみられる。狭心症の場合には、胸痛は左肩や背中、下顎などに放散することが多い。心筋梗塞の場合には胸痛は胸部に限局しているが、より重篤な症状を呈する。

心筋虚血の発作時には酸素吸入と薬物による冠動脈拡張が基本的な対応となる。冠動脈拡張のために、ニトログリセリンなどの硝酸薬の舌下投与や吸入などを行う。急性心筋梗塞の初期治療として、バイアスピリンをかみ砕いて服用してもよい。すみやかに救急車を要請し、専門病院に搬送する。心筋梗塞発作の発症直後は心室細動を起こしやすく、AEDによる除細動が適応となる。

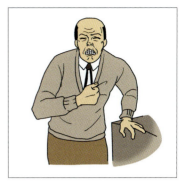

図3　心筋虚血発作時の胸痛

ニトログリセリン

4）発作の予防

歯科治療に際して不安・緊張や痛みを最小限にすることが原則である。局所麻酔薬に添加されたアドレナリンについては、使用量の制限などを考慮する。

脳卒中

脳卒中

1）脳卒中とは

脳卒中とは急性の脳血管障害に基づく発作のことであり、臨床的には脳内出血やくも膜下出血などの出血性病変と、脳血栓や脳塞栓などの虚血性病変に大別される（表2）。

脳内出血
くも膜下出血
脳血栓
脳塞栓

病態からみると、出血性病変と脳血栓はいずれも動脈硬化が基礎となっている。一過性脳虚血発作は脳血栓の前兆である。これらの患者では高血圧や糖尿病が基礎疾患として存在しており、血栓形成の予防のために、アスピリンなどの抗血小板薬を常用していることが多い。一方、脳塞栓の多くは心原性であり、心房細動によって形成された血栓が脳血管を閉塞して発症する。心房内血栓形成の予防のために、ワルファリンカリウムなどの抗凝固薬を常用していることが多い。

一過性脳虚血発作

表2　脳血管障害の分類

1. 出血性脳血管障害
   1) 脳内出血
   2) くも膜下出血
2. 虚血性脳血管障害
   1) 脳血栓
   2) 脳塞栓
   3) 一過性脳虚血発作

心房細動
不整脈の一種。脈の強さとリズムが全く不規則になる（絶対性不整脈）。

2）歯科治療と脳血管障害

高血圧症の患者では、歯科治療時の血圧上昇を契機として脳出血やくも膜下出血の発作を起こしやすい状況にある。脳塞栓は、抗凝固薬を常用していないために心房内に血栓が形成されている状況で、歯科治療中のいきみやむせ、急激な体位変換などがきっかけとなって血栓がちぎれて脳血管に運ばれ、血管を

第6章　歯科衛生士と医療安全

閉塞することによって発症する。過去の歯科治療を契機とした死亡事例の集計では、約 1/4 は脳血管障害が死因となっている。

3）発作時の対応

脳血管障害の発作時の簡便で有用な評価法が、シンシナティ病院前脳卒中スケールである（表3）[2]。顔面の下垂、上肢の動揺、言語のいずれか1つでも異常を認めた場合には、脳血管障害を疑い、専門病院に搬送する。救急車到着までの間、適切に気道を確保し、吐物によって窒息しないように顔を横に向けて、嘔吐時にはただちに吐物を除去できるように準備しておく。

脳梗塞の場合には、発症後 4.5 時間以内であれば、tPA（tissue plasminogen activator：組織プラスミノーゲン活性化因子）によって血行を再開通できる可能性がある。

シンシナティ病院前脳卒中スケール

表3　シンシナティ病院前脳卒中スケール

> どれかひとつでも異常を認めた場合には、脳卒中を強く疑う
> 1．顔面の下垂
> 　歯を見せるように、あるいは笑顔を指示
> 　→ 正常＝両側が等しく動く
> 　→ 異常＝片側がもう一側のように動かない
> 2．上肢の動揺
> 　目を閉じさせ、10秒間上肢をまっすぐに伸ばすよう指示
> 　→ 正常＝左右とも同じように挙がる、または左右ともまったく挙がらない
> 　→ 異常＝片方が挙がらないか、もう一方と比べてふらふらと下がる
> 3．言語
> 　「瑠璃（るり）も玻璃（はり）も照らせば光る」（例）を繰り返す
> 　→ 正常＝ 正しい言葉を明瞭に話す
> 　→ 異常＝ 不明瞭な言葉、間違った言葉、またはまったく話せない

4）発作の予防

歯科治療に際して、不安・緊張や痛みを最小限にすることが原則である。歯科治療中の急激な血圧変動を避け、局所麻酔薬に添加されたアドレナリンの使用量の制限を考慮するとともに、心房細動の患者ではむせや体位変換などに注意する。同時に、脳血管障害の予防のために常用している抗血小板薬や抗凝固薬などの抗血栓薬によって、出血時には止血しにくい状態になっていることにも注意すべきである。抗血栓療法に関するガイドラインでは、一般的な歯科処置の場合にはこれらの抗血栓薬を中断することなく治療を行うことが勧められている。

❺ 窒息と誤飲・誤嚥

窒息
誤飲
誤嚥

1）窒息とは

窒息とは急性の気道閉塞によって重篤な低酸素症と高二酸化炭素血症が同時に起こった状態をいい、ただちに呼吸状態を改善しないと死亡する危険性がきわめて高い。

2）誤飲と誤嚥

誤飲は飲むべきではないものを飲み込むことをいい、異物は消化管に入る。

誤嚥は飲み込みそこねることをいい、異物は気道に入る。誤嚥の際にむせの症状が出るのは異物が喉頭か気管内に存在する場合のみであり、異物が気管支に進入した場合にはこのような症状はみられない。特に、高齢者や脳血管障害、脳性麻痺などの患者では異物排除のためのむせの反射が減弱しているので注意が必要である。

3）歯科治療と窒息
歯科治療は患者が水平位の状態で行われることが多く、治療器具や補綴物などが落下した場合には、それが声帯など喉頭の付近に停滞・嵌入することによって窒息状態となる。過去には、抜去歯、金属冠、ロールワッテなどが原因となって患者が死亡する事例が起きている。

4）窒息時の対応
異物が固形物の場合にはハイムリック（Heimlich）法を試みる（図4）。異物の除去が不可能で、患者が意識を消失した場合には、すみやかに一次救命処置（BLS）を実施する。

5）誤飲・誤嚥時の対応
（1）誤飲
歯科治療時の誤飲では、ほとんどの場合は経過観察によって便とともに排泄されることを確認する。鋭利な器具の場合には、ただちに除去が可能であれば除去を試みる。除去が可能なのは異物が胃内に存在するときまでであり、十二指腸に進入した異物の除去は不可能である。したがって、誤飲後30～60分以内に除去する必要がある。

（2）誤嚥
誤嚥の場合には、異物はすみやかに摘出しなければならない。放置すると肺炎や無気肺の原因となる。

6）窒息、誤飲・誤嚥の予防
治療器具や補綴物などを咽頭に落下させないことが大原則であり、ラバーダムの使用や舌根部にガーゼを置くなどの対応が基本である。またロールワッテや器具などにデンタルフロスを装着しておくこともよい。

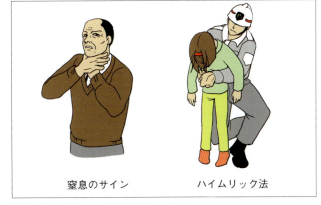

図4　窒息のサインとハイムリック法

（一戸達也）

引用文献
1）五島雄一郎，大林完二監修，日本医師会編：心電図のABC，改訂2版．東京：日本医師会，11-13，1999．
2）日本救急医療財団心肺蘇生法委員会監修：救急蘇生法の指針2015　医療従事者用，改訂5版，東京：へるす出版，17-38，2016．

5 感染予防

おぼえよう

①標準予防策（スタンダードプレコーション）は、感染症の有無にかかわらず全ての患者に同じ対応を行うことである。
②医療面接では、患者の有する感染症の情報も忘れずに聴取する。
③障害の種類によっては、感染症への抵抗力や免疫力が低下している場合がある。無駄な感染をさせないように注意する。

　医療のなかでも、歯科は感染源となりうる唾液、血液に接する可能性が高い環境である。歯の切削などでは、粉塵、切削片だけでなく唾液、血液も診療室内に飛散する。このため、歯科の感染予防は障害の有無に関係なく重要である。感染予防の基本は、病原体の除去、感染経路の遮断、宿主の抵抗力の増強の感染予防の三原則を考慮しなければならない。

1 標準予防策（スタンダードプレコーション）

　病原体の除去と感染経路の遮断は、標準予防策を用いる。標準予防策は血液、唾液、体液、分泌物、排泄物、傷のある皮膚、粘膜は感染する危険性があるものと考え、感染症の有無に関係なくすべての患者に同じ対応を行う。具体的には、手洗いの励行、個人防護用具（手袋、マスク、ゴーグルなど）の装着、使用した器具の洗浄・消毒・滅菌、診療環境の対策（ユニット・器具へのバリアフィルム、床の清掃など）を行う。

2 障害者歯科の感染対策

　障害者は低年齢時より医学的管理がなされていることが多く、感染症に対する情報を得やすいので初診時の医療面接は重要である。B型肝炎やC型肝炎、ヒト免疫不全などの感染症の罹患率は障害の有無に関係ない。しかし、障害の種類によっては免疫力が低下しているために感染症に罹患しやすい場合がある。口腔健康管理を行うことで口腔を健康に保つことは感染症に対する宿主の抵抗力の増強につながり感染予防となる。

（久保田智彦）

引用文献
1）日本歯科医学会監修：エビデンスに基づく一般歯科診療における院内感染対策実践マニュアル 改訂版：永末書店，2015.

5. 感染予防

やってみよう

以下の問いに○×で答えてみよう（解答は巻末）

1. 障害者は健常者に比べて、外界からの刺激で容易に恒常性の維持が困難になる。
2. 胸郭や脊椎に変形のある脳性麻痺患者であっても、呼吸の異常は起きない。
3. 抗うつ薬の常用者にアドレナリン添加局所麻酔薬を使用すると、血圧上昇を起こすことがある。
4. 片麻痺の患者では、麻痺側の上腕で血圧を測定する。
5. Hugh-Jones分類は、呼吸器疾患の重症度分類である。
6. 心肺運動負荷試験で安全に歯科治療が行える目安は、2METsである。
7. シーソー呼吸は、気道閉塞の症状である。
8. 高血圧症の診断基準は、収縮期血圧 140mmHg以上かつ拡張期血圧 90mmHg以上である。
9. バイタルサインには、血圧、脈拍、呼吸数などが含まれる。
10. 日本での酸素ボンベの色は緑である。
11. 酸素ボンベが満タンのときの圧力は、約15MPaである。
12. 心肺蘇生で最も重要なことは、適切な人工呼吸である。
13. てんかん発作時には、口腔内の器具などをすみやかに取り除く。
14. 低酸素症の目安は、空気吸入時のSpO$_2$が94％以下である。
15. 貧血患者では、チアノーゼがみられにくい。
16. 労作性狭心症発作は、明け方の就寝中に起こりやすい。
17. 心房細動患者は、脳塞栓予防のためにワルファリンカリウムが投与される。
18. 顔面の下垂、上肢の動揺、言語のいずれか1つでも異常を認めた場合には、脳血管障害を疑う。
19. 誤飲では、異物は気道に入る。
20. 異物が気管支内に存在すると、むせ症状がみられる。
21. スタンダードプレコーションとは、感染症の有無や種類に関係なく、全ての患者に同じ対応を行うことである。
22. 手袋、マスクは個人防護用具に分類される。

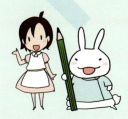

第6章 歯科衛生士と医療安全

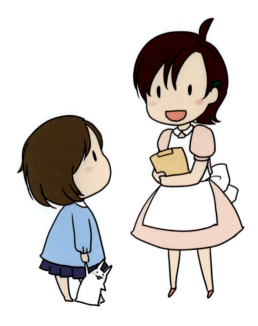

第7章
行動調整とコミュニケーションの確立

1．いろいろな行動調整の技法

①基本的な行動調整

②特別な行動調整

③構造化と視覚支援

第7章　行動調整とコミュニケーションの確立

1　いろいろな行動調整の技法

おぼえよう

①行動調整は、レディネスが備わった障害児・者へ行うものである。
②TSD法は、Tell、Show、Doの順番で行う。
③障害者歯科におけるモデリング法では、象徴モデルのほうが効果的である。
④笑気吸入鎮静法は、30％以下の笑気と70％以上の高濃度の酸素の混合ガスの吸入による鎮静法である。
⑤TEACCHプログラムは構造化の代表的な方法である。

1　基本的な行動調整

　障害児・者の歯科治療においては、行動調整の方法（行動変容技法）を用いた対応が基本的である。障害者歯科では、一般の歯科治療と違い、理想的な協力は得られないことが多い。しかし、期待と目標は捨てるべきではない。患者は一人一人違うことを念頭に置き、どのような障害なのか、注意点や留意点は何かをよく把握するべきである。そして、説明などは理解しやすい言葉や動作で行う必要がある。

　基本的態度として、いつもTLC（tender loving care）を忘れないこと、患者の人格を尊重すること、ごまかさず誠実な態度で臨むことが重要である。

　自我の確立や言語理解の発達により意思の疎通が可能になる頃、すなわち、発達年齢が3歳半〜4歳以上の障害児・者において歯科治療のレディネスが備わっている[1]と考えられ、行動調整が有効となる。歯科診療をとおして、その場面で最も有効な行動調整を組み合わせて使用することが効果的である。

　しかし、障害者歯科治療で応用される行動調整の効果には限界がある[2]。

1）系統的脱感作法

　患者が恐怖の対象としているものを順次見せ、体験させていき、恐怖や不安を最低限に保ちながら解消していく方法である。たとえば、口腔内にエアをかけるとき、初めに説明を加えながら手のひらへエアをかけ、大丈夫であったらほめ、前腕、頰、口唇へと徐々に同じようにエアをかけていき、最終的に口腔内に到達する。そしてほめる。このように、これから行う刺激が大丈夫であることを理解させながら（脱感作）、系統的に目的の場所に徐々に近づけていき、最終的に意図した刺激を可能にさせる方法である。

行動調整の方法（行動変容技法）

TLC（tender loving care）
優しく愛情をもって接すること。

レディネス

系統的脱感作法

1．いろいろな行動調整の技法

MEMO

レディネス

レディネスとは準備性という意味で、歯科では歯科治療を受け入れるだけの一定の発達と経験を有していることをさす。発達検査により障害児・者の発達年齢を把握することで、レディネスの有無を判断する。歯科では遠城寺式乳幼児分析的発達検査 [3]（表1）が一般的に利用される。発達年齢、発達レベルにより歯科治療の適応性の判断（目安）が可能である。しかし、これまでの歯科治療経験、特に抑制治療などの負の経験により、レディネスが十分にあっても、歯科治療への協力が得られない障害児・者が存在することを忘れてはならない。

発達検査

遠城寺式乳幼児分析的発達検査
→ p.66「子どもの発達の見方」参照。

表1　遠城寺乳幼児分析的発達検査の各要素と歯科診療のレディネスの境界領域

	要素	境界領域
言語理解：	長い、短いがわかる	2歳7.5か月
移動運動：	幅とび（両足をそろえて前にとぶ）	3歳6か月
手の運動：	十字をかく	3歳6か月
対人関係：	「こうしていい？」と許可を求める	3歳2か月
発語：	自分の姓名を言う	2歳4.5か月
基本的習慣：	入浴時、ある程度自分で体を洗う	3歳10か月

（穂坂一夫：歯科診療へのレディネスに関する研究 第Ⅱ編 発達障害者のレディネス．愛院大歯誌 1994；32：573-585.）
簡単な基準としては、「長い、短いがわかる」、「ボタンをはめる」がある [4]。なお、「ボタンをはめる」は、手の運動の3歳2か月にあたる。

系統的脱感作法として、Tell-Show-Do法（TSD法）がある。これから行うことをわかるように話し（Tell）、使用する器具や使用方法を見せ（Show）、実際に行う（Do）という方法であり、この順序は必ず守る。TSD法は、意思の疎通が十分でない場合でも、いつでも何度でも使用することにより、脱感作につながる。

Tell-Show-Do法（TSD法）

2）オペラント条件付け法

正あるいは負の強化因子を操作することにより、偏りのある行動を弱め、望ましい行動を強めていこうとする方法である。正の強化因子には、ほめ言葉、ご褒美などがあり、逆に負の強化因子には、叱責、拘束、罰などがある。

オペラント条件付け法として、トークンエコノミー法、レスポンスコスト法、タイムアウト法がある。トークンエコノミー法とレスポンスコスト法は表裏一体であり、併用が効果的である。

オペラント条件付け法

正の強化因子

負の強化因子

・トークンエコノミー法：正の強化因子を中心に応用。適応行動が出現するたびに、トークン（シールなど）を与えることで、適応行動の増加、維持を図るものである。

トークンエコノミー法

・レスポンスコスト法：正の強化因子の逆説的な応用と負の強化因子の応用。トークンエコノミー法の逆で、不適応行動に罰金を科したり（トークンを

レスポンスコスト法

111

取り上げる)、叱責することにより、不適応行動の減少を図るものである。

・**タイムアウト法**：診療場面から一定時間隔離することで、不適応行動の鎮静または消失を図るものである。障害者歯科では有効な方法ではない。

> タイムアウト法

3) モデリング法

お手本を見て言動を真似たり、他人の行動を観察してその行動様式を学習する方法である。モデルには、現実の歯科治療を受けている患者を見せる生モデル（直接モデリング）と、動画や写真、絵を見せる象徴モデル（間接モデリング）がある。障害者歯科診療においては、象徴モデルのほうが効果的である。

> 生モデル
> 象徴モデル

4) フラッディング法

大量の恐怖刺激のなかに身を置いて、その恐怖をむりやり経験することで克服させる方法であり、系統的脱感作法とは対照的な方法である。障害者歯科での使用頻度は少ない。

これらの方法を駆使してトレーニングを行う。その際に、レディネスを評価したうえで適応性と可能性を考慮するべきであり、一貫した態度で系統的に進める。できたことはすぐほめ、正の強化を怠らないことが重要である。

2 特別な行動調整

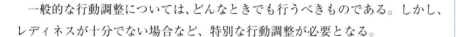

一般的な行動調整については、どんなときでも行うべきものである。しかし、レディネスが十分でない場合など、特別な行動調整が必要となる。

1) 物理的抑制法

(1) ハンドオーバーマウス法

患児の口を術者の手でふさぐことにより、興奮して泣き騒ぎ、術者の話を聞き入れようとしない患者の「内なる会話」を一時的に停止させ、術者のほうへ意識を向けさせ、コミュニケーションをとる方法である。障害児・者には無効であるばかりか、不適応行動を助長させるので、使用しない。

> 内なる会話

(2) 身体抑制法

意思の疎通が図りにくい障害児・者に適応するが、身体抑制の経験がその後の不適応行動増加につながる場合が多く、できるかぎり使用しないほうがよい。使用する場合は、治療の必要性と保護者の意思を確認したうえで、保護者の同意を必ず得るべきである。身体抑制のストレスなどを極力少なくするため、短時間の使用とし、

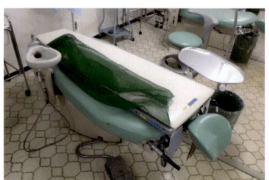

図1　レストレーナー

術者側での十分な打ち合わせ、役割分担などが必須である。人が行う徒手抑制とレストレーナー（図1）などの抑制具による器械的抑制がある。

> **MEMO**
>
> **開口保持器（図2）**
> いろいろな形（型）があり、それぞれ適度な大きさと適切な開口度を得ることができるものである。開口保持器担当の介助者が把持しやすいものを選択するべきである。使用においての工夫は、歯にあたる部分にガーゼを巻いたり、カバーを付け、歯の破折、脱臼、脱落や口蓋粘膜および頰粘膜の挫傷の予防を図る。また、タオルの使用により頰の圧迫痕および内出血を予防する。開口保持器による嘔吐反射の誘発に注意が必要である。使用にあたっては、保護者や施設の職員への説明と承諾が必要である。
>
>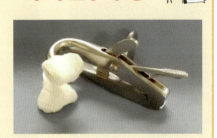
> 図2　開口保持器（写真は万能開口器）

2）薬物を使用した対応法

(1) 前投薬

　治療前に鎮静剤を内服させることにより、患者の不安などを軽減し、歯科治療への協力を得ようとする方法である。利点は、特別な装置などが必要ないこと、苦痛はなく、簡便にできることである。欠点としては、個人差が大きく、効果が不確実になりやすいことが挙げられ、そのため、笑気吸入鎮静法を併用することが多い。帰宅には付添人が絶対必要である。

(2) 精神鎮静法

　精神鎮静法には、笑気吸入鎮静法と静脈内鎮静法がある。
　笑気吸入鎮静法（図3）は、30％以下の笑気と70％以上の高濃度の酸素の混合ガスの吸入によるものである。意思の疎通が図れない障害児・者には、効果が期待できない。しかし、現在は笑気吸入鎮静法の応用範囲が拡大しつつある。利点は、安全性が高く副作用が少ない。また、導入と覚醒が速い。欠点は、鼻呼吸ができない人には不向きであり、鼻マスクの使用に抵抗を示す患者には効果が出にくい。

　静脈内鎮静法は、鎮静効果は確実で有効な方法であり健忘効果もあるが、担当する麻酔科医が必要であり、処置後の回復についても、時間とフォローが必要となる。

(3) 全身麻酔法

　全身麻酔法（図4）では、意識がなくなるため、患者の多動が完全に抑制さ

れ、同時に気道確保が確実に行われることから、多数歯う蝕の治療など、長時間にわたる治療に適する。しかし、担当する麻酔科医が必要であり、麻酔時間によっては、入院が必要になる場合がある。

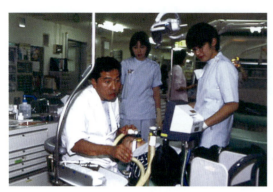

図3　笑気吸入鎮静法

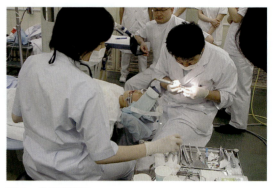

図4　全身麻酔法

❸ 構造化と視覚支援

　構造化とは、対象の人の身になって、情報をわかりやすく視覚的に認識させる手段・方法である。この目的は、行動調整ではなく行動支援とされる。代表的なものに、自閉スペクトラム症（自閉性障害）への対応として知られているTEACCHプログラムに使用される絵カードがある（図5）。これらのツールは環境や空間の構造化として、また、カウント法は時間の構造化として障害者歯科治療に応用される。

　障害児・者とのコミュニケーションにおいて、視覚的に理解しやすい素材を使用することはとても有効な方法であり、これらを視覚支援という。視覚支援には、文字、シンボル、サイン、絵、写真、実際のものなどを用いるが、ただ用いるだけでなく、順番を付加することにより、より有効なツールとなる。視覚障害のある人には、音声言語や点字、模型などの応用が、聴覚障害のある人には、補聴器のほかに、筆談や手話、ジェスチャーなどが、コミュニケーションをとる有効な手段になる。

（八若保孝）

構造化

TEACCHプログラム

カウント法

視覚支援

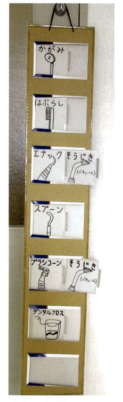

図5　歯科治療における環境（順番）の構造化

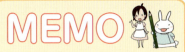

TEACCH プログラム
TEACCH とは，Treatment and education of autistic and related communication handicapped children（自閉症および関連するコミュニケーション障害の小児のための治療と教育）の略であり，早期の診断と評価から，早期治療教育，学校教育，家族援助，地域社会への対策，青年期，成人期の訓練，援助など，包括的な視点と視野をもって自閉スペクトラム症（自閉性障害）のある小児と，その家族への支援を継続することを特徴とするプログラムである。歯科治療においては，絵カードなどの視覚支援ツールを使用した，言語を補うコミュニケーションや時間の構造化として使用される。

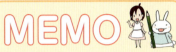

カウント法
系統的脱感作の理論に基づいた方法である。「10 までがんばろう」などの声かけにより，10 まで数えながら予定の処置を行う。時間的構造化により，終わりの見通しがたつことで，患者は処置を受け入れやすくなる。また，数を数えることに意識が集中するため，処置の刺激を相対的に減少させることができるのも利点である。

引用文献
1）福田　理，大石紀子ほか：心身障害児の歯科診療における行動療法トレーニングの臨床効果．小児歯誌 1989；27：936-944．
2）小笠原　正：知的障害児・者への行動療法の応用―基礎と臨床―．障歯誌 2003；24：80-88．
3）遠城寺宗徳，合屋長英ほか：遠城寺式乳幼児分析的発達検査法．東京：慶應義塾大学出版会．1996．
4）穂坂一夫，大槻征久ほか：発達障害の歯科治療への適応予測のための簡便な検査の検討．障歯誌 2002；23：33-39．

第7章 行動調整とコミュニケーションの確立

やってみよう

以下の問いに○×で答えてみよう（解答は巻末）

1. Tell-Show-Do法は、脱感作法の一つである。
2. 障害者の不適応行動は、叱ることで改善する。
3. オペラント条件付け法は、好ましい行動を強化するために、ほめたりご褒美を用意する。
4. モデリング法は、好ましい行動の見本を提示する方法である。
5. 物理的抑制法に、身体抑制やハンドオーバーマウス法がある。
6. 強制的な身体抑制法が必要な場合は、その必要性を保護者に説明し、了解を得て行う。
7. 薬物による行動調整法には、前投薬、精神鎮静法がある。
8. 障害者への全身麻酔は危険であるため、障害者歯科では用いない。
9. 視覚支援は情報をわかりやすく提供する方法で、行動変容の技法である。
10. 視覚支援は、主に自閉スペクトラム症（自閉性障害）に用いられる。

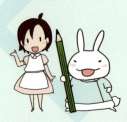

第8章
障害者への歯科保健指導と管理

1. 障害者の歯と口腔ケアと健康管理
①口腔ケアの基本的な考え方
②口腔ケアの特殊性
③口腔ケアの支援システム

2. 障害者の歯の刷掃指導
①知的障害者の歯磨き（ブラッシング）
②自閉スペクトラム症（自閉性障害）者の歯磨き（ブラッシング）
③脳性麻痺者の歯磨き（ブラッシング）
④視覚障害者の歯磨き（ブラッシング）
⑤精神障害者の歯磨き（ブラッシング）
⑥神経発達症（発達障害）者の歯磨き（ブラッシング）

3. 障害者の健康支援と継続管理
①障害別の管理の要点
②障害者歯科と歯科衛生過程
・歯科衛生過程

4. 障害者施設・学校での指導
①児童生徒、施設利用者への指導
②施設職員への歯科保健指導
③特別支援教育と歯科衛生士

5. 障害者施設の歯科管理
①口腔健康管理と歯科衛生士
②障害者施設での指導

1 障害者の歯と口腔ケアと健康管理

おぼえよう
① 「口腔ケアは、QOLの向上を目指した科学であり、技術である」と定義される。
② 器質的口腔ケアは、主に口腔清掃による口腔環境の維持・向上を目的にしている。
③ 機能的口腔ケアは、口腔機能の維持・向上を目的としている。
④ 効果的な口腔ケアを実施するには、生活（福祉）を中心とした支援が重要である。

1 口腔ケアの基本的な考え方

1）「口腔ケア」の定義

　1994（平成6）年に、「口腔ケア」は「口腔の疾病予防、健康保持・増進、リハビリテーションにより、QOLの向上を目指した科学であり、技術である」と定義された[1]。当初は、日常生活のなかで口腔清掃などの歯科保健行動実践にあたって、障害児・者や要介護高齢者のように配慮が必要な人に対する口腔清掃を目的とした器質的口腔ケアを示す言葉として使用されていたが、近年では、食事、呼吸、発音、表情など口腔機能の維持・向上を目的に行う機能的口腔ケアの内容も含んで表現されている[2]。

〔歯科保健行動〕

〔器質的口腔ケア〕
〔機能的口腔ケア〕

2）口腔ケアの重要性

　口腔は、微生物にとって、体温による適切な温度、唾液や歯肉溝滲出液による湿度、食物残渣による栄養が存在し、歯、歯肉、舌などの複雑な形態の組織であるために、生息しやすい環境である。約300種類以上、数千億個の微生物が歯や義歯にバイオフィルムを形成し、口腔清掃状態が悪いとその数は一兆個近くにもなるといわれている。義歯に形成されたバイオフィルムは、デンチャープラークと呼ばれる。バイオフィルムには、う蝕原生菌や歯周病原細菌、カンジダ菌、肺炎起炎菌など多くの微生物が検出される。成熟したバイオフィルムは、歯磨きなどの物理的除去をしないかぎり、洗口剤などの化学的洗浄のみでは除去できない。

〔バイオフィルム〕
〔デンチャープラーク〕
〔カンジダ菌〕

　障害児・者や要介護者では、免疫力低下などによる易感染性、歯数の増減や歯の位置異常などの解剖学的変化、自浄作用低下、口腔清掃や義歯管理の困難性などから、口腔内微生物が増加しやすい。

〔易感染性〕

> **自浄作用**
> 食事による運動や話すことなどでの口唇・舌の動きが、自動的に歯や口腔を清掃する作用をいう。

　これらの口腔内微生物は、う蝕や歯周疾患発症だけでなく、慢性的な誤嚥に

よる誤嚥性肺炎、血管内への侵入による心臓血管疾患（菌血症、感染性心内膜炎など）、糖尿病などにも関与していることから、口腔ケアの実施は全身疾患の予防になるといえる。また、口腔ケア実施によって感覚運動や協調運動の学習ができ、口腔機能の良好な発達を促し、摂食や発音機能などの改善による社会性の拡大などの効果も期待できる。したがって、口腔ケアによる良好な口腔環境の維持は、健康の維持・増進およびQOLの向上にとって重要である。

誤嚥性肺炎
心臓血管疾患
菌血症
感染性心内膜炎
糖尿病
感覚運動
協調運動
QOLの向上

3）口腔ケアの目的

口腔ケアの目的は、単に口腔清掃だけではなく、口腔機能の維持改善などを通して良好な口腔環境を整備し、同時に、本人および介護者の技術・意識の向上を図ることである。口腔ケア実施による口腔内の違和感や痛み、口臭の予防に加え、発音や言語の明瞭化、呼吸の安定、食事の改善による栄養状態の改善なども図ることができ、対象者の望む生活の実現に大きく寄与することから、対象者のQOLの向上が目的といえる（図1）。

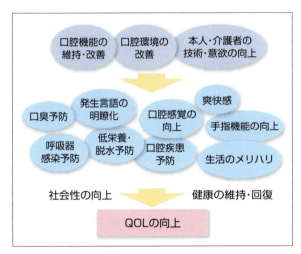

図1　口腔ケアの目的

4）口腔ケアの種類

口腔ケアは、実施者や目的によって分類されている（表1）。

（1）実施者による分類

①日常的口腔ケア：日常生活で行われる、本人によるセルフケアおよび介助者による口腔ケア。

②専門的（プロフェッショナル）口腔ケア：歯科医師・歯科衛生士などの歯科医療従事者が中心となって行う口腔ケア。口腔領域における疾病の予防、機能の維持・回復、ひいては健康と生活の質の向上のために行う口腔保健

表1　口腔ケアの分類

実施者による分類	1. 日常的口腔ケア 2. 専門的口腔ケア
目的による分類	1. 器質的口腔ケア 2. 機能的口腔ケア

日常的口腔ケア
セルフケア
専門的（プロフェッショナル）口腔ケア

指導、専門的口腔清掃、口腔機能の維持・向上・回復のための指導や訓練、歯科口腔領域の介護援助などの技術。

（2）目的による分類

①器質的口腔ケア：歯や粘膜を含む口腔内や義歯の清掃、含嗽指導などの口腔衛生管理。

②機能的口腔ケア：口腔機能の健全な維持や介護。口腔機能低下による自浄作用低下を認める場合は、口腔内が不潔になりやすく、機能的口腔ケア実施が口腔衛生管理となることもある。

❷ 口腔ケアの特殊性

口腔ケア実践には "認知"、"運動" および "情意" で表される機能の3領域が重要である[3,4]（表2）。本領域は学習の成果で獲得していくものであり、障害児・者では学習不足や誤った学習（誤学習）となる場合も多く、専門家による適切な支援が必要である。

1）器質的口腔ケアにおける機能の3領域

器質的口腔ケアの基本である歯磨きでは、各領域に配慮し、"している" から "できている" へと、適切な行動を習得できるような環境整備を詳細に行う必要がある。各障害別の詳細な刷掃指導については、第8章2節で述べられているので、本節では各領域について説明する。

（1）認知

歯磨きの実践には、全身に対する口腔の位置や口腔内状態などに関する身体認知力の低さ、歯ブラシ、歯磨剤などの道具などの事物、「歯磨き行動」などの事象、うがいを行う場所は洗面所であるなどの実施場所や状況などの "認知" が必要になる。知的障害では、本領域が障壁となっている場合が多い。また、コミュニケーションが困難な場合では、どの程度 "認知" しているかの把握は難しく、実際の関わりのなかで観察して評価する。

（2）運動

歯ブラシを動かす際には、適切に体幹を支えながら上肢を適切に動かし、口腔内に水を溜めながら、また誤嚥しないような口腔周囲筋のバランスが重要となる。肢体不自由では、口腔周囲筋機能の発達のアンバランスさ、良好な体位確保の難しさ、手や腕などの不器用さに加え、目と手などの協調運動に円滑さを欠くことがあり、物理的に歯磨きができないだけでなく、体幹の維持困難などでは疲労度が強くなる場合もある。

表2　口腔ケア実践における機能の3領域

	内容
認知	・事物：歯ブラシ、歯磨剤など ・事象：歯磨き方法など ・場面や状況：洗面所や食後の歯磨き ※身体認知も重要
運動	・口腔周囲筋の運動 ・体位確保、粗大運動能 ・手指の微細運動（器用さ） ・協調運動
情意	・意欲 ・集中力 ・こだわり ・新しい出来事の受け入れ

認知
運動
情意
機能の3領域
誤学習

(3) 情意

行動を実施するには、意欲や集中力が重要となる。自閉スペクトラム症や知的障害では、意欲の乏しさ、こだわりや新しい事項を簡単に受容できない場合もある。

2) 口腔ケア実施の困難性

(1) セルフケア指導

障害児・者の歯磨き指導では、個人差が大きく、標準化した画一的な歯磨き技術を中心とした指導の効果は低いと考えられており、さまざまな実感（体験・体感）を促しながら、各要因別に不足部分を支援する必要がある[5]。

たとえば、「歯磨きをしましょう」との声かけに対し、歯ブラシを口元に運べずに磨けない場合がある。この場合は、自分の身体の認知・意識を促す必要があり、視覚的なコミュニケーションの応用や、自閉スペクトラム症では描画によって口腔を意識させるのもよい[6,7]。

口腔内の歯冠部の歯面を認識できていても、歯ブラシが適切に歯面に接触しないことがある。この場合、運動領域の不足部分を歯ブラシ角度や歯ブラシ圧などの技術支援で補おうとするだけでは、適切な歯磨き効果を得られないことが多い。歯冠部歯面に歯ブラシが接触しているにもかかわらず、歯頸部に多量のプラークが蓄積している口腔内では、図2に示す「幅広で密毛の歯ブラシ」選択などをすることで、プラークを効率的に除去できる良好な口腔内になる[6]。

> 視覚的なコミュニケーション
> 描画

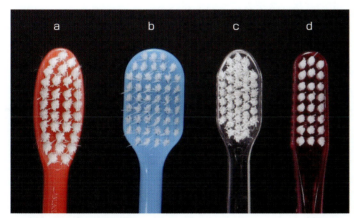

図2　歯ブラシヘッドの大きさとその適応
（写真提供：高柳篤史先生）
a～c：幅広で密毛の歯ブラシ。丁寧なブラッシングができない場合や、または細かな指示をしても歯磨き行動が困難な場合。
d：小型でシンプルな平切りの歯ブラシ。ブラッシングスキルが高く、時間をかけた丁寧なブラッシングができる場合。

幅広い歯ブラシを使用することで、歯ブラシ圧のコントロールが困難であっても、力が分散して歯肉に対して適切な圧力となり、清掃時の不快感が軽減され、歯頸部を適切に磨けるようになり、歯肉の改善が図れる。また、歯頸部の認知が困難な場合においても、ブラシの歯面に対する接触面積を無意識的に広くでき、清掃効率を上げることが可能である。適切な歯ブラシの選択によって、介助磨きなしでも口腔ケア時の不快感が軽減され、良好な口腔内を維持できるようになる。それによって、周囲からほめられ、本人の自信となり、やる気が生まれ、良好な歯科保健行動変化の動機となり、自立支援を促すことができる。

> 清掃効率

（2）介助を必要とする口腔ケア指導

　介助が必要な場合、口腔ケアを拒否することがある。言葉によるコミュニケーションが難しい場合には、その理由が不明なことが多く、介助者も拒否の継続に日常の口腔ケアをあきらめることがある。拒否する理由はさまざまであるが、歯磨き時の痛みもその一つである。歯ブラシに剤を塗布しないで刷掃すると、歯肉が傷つきやすい。障害児・者、要介護者では多剤服用や口呼吸などによる口腔乾燥症による粘膜の乾燥があり、介助による歯磨きでは実際の痛みが不明なために強い歯ブラシ圧となり、歯ブラシで粘膜が傷つけられやすい。歯磨剤や保湿剤などの剤の使用、毛先が適切に加工されている歯ブラシの選択などの配慮を行って、痛みを伴わない口腔ケアプランを立てる。言葉のコミュニケーションが困難であっても、拒否する理由は必ずあるので、口腔機能や疾病ばかりにとらわれずに介護者とともにその理由を探っていく。

❸ 口腔ケアの支援システム

　口腔ケアを実施するにあたり、全身状態と口腔内の状態を確認後、**表4**に示す手順にそって口腔ケアを実施する。対象者が望む日常生活における実現、満足できる良好な口腔機能を発揮することを目的の中心としたケア計画とする。機能的口腔ケアについては、第9章「障害者への機能訓練」で述べられているので、本節では、主に器質的口腔ケアの支援システムについて述べる。

1）全身状態の把握

　主たる障害、基礎疾患や合併症を把握する。そのほかに、呼吸状態、窒息・誤嚥の既往、コミュニケーションやこだわり、記憶の継続性の状況などを知る。

表3　BDR指標

		自立	一部介助	全面介助	介助困難
B．歯磨き		a．ほぼ自分で磨く	b．部分的には自分で磨く（不完全ながら）	c．自分で磨けない	有　　無
		1．移動して実施する	1．坐位を保つ	1．坐位、半坐位をとる	
		2．寝床で実施する	2．坐位は保てない	2．半坐位もとれない	
D．義歯着脱		a．自分で着脱する	b．外すか入れるかどちらかはする	c．自分ではまったく着脱しない	有　　無
R．うがい		a．ブクブクうがいをする	b．水は口に含む程度	c．口に水を含むこともできない	有　　無
歯磨き状況	巧緻度	a．指示通りに歯ブラシが届き、自分で磨ける	b．歯ブラシが届かない部分がある。歯ブラシの動きが十分とれない	c．歯ブラシの動きをとることができない。歯ブラシを口にもっていけない	有　　無
	自発性	a．自分から進んで磨く	b．いわれれば自分で磨く	c．自発性はない	有　　無
		a．毎日磨く	b．ときどき磨く	c．ほとんど磨いていない	
	習慣性	1．毎日食後	1．1週1回以上		有　　無
		2．1日1回程度	2．1週1回以下		

「歯を磨く」、「うがいをする」などの指示に対してどのように反応するかについて、機能の3領域（表2）で評価を行う。また、要介護高齢者などでは、歯磨き（B）、義歯着脱（D）、うがい（R）についての自立度を把握するBDR指標（表3）などを使用して評価することもある。対象者の生活を含めた、生活に基づく全人的なアセスメントを行い、対象者の人生の望みや健康感を探求・理解する必要もある。

2）口腔状態の把握

現在歯、補綴物の存在や使用状況、歯列、口腔内の清潔状態、舌・口腔粘膜の色調や萎縮などの器質的変化、粘膜の湿潤状態、嚥下機能など口腔機能を把握する。その後、う蝕、歯周疾患、口腔粘膜疾患、顎関節症などの口腔疾患、嚥下・発音などの口腔機能の異常、口臭の有無などについて確認する。必ず同じ場所に食物残渣がある場合は、磨き残しとともに口腔周囲筋の筋力低下などを疑う。筋力低下の場合は、後に述べる機能面のアプローチを積極的に行わなければ、器質的口腔ケアの効果も上がらない。

3）器質的口腔ケアの道具

歯の清掃道具として、歯ブラシ、部分磨き用ブラシ（タフトブラシ）、デンタルフロス、歯間ブラシ、電動歯ブラシ、吸引ブラシなどのブラシとともに、フッ化物配合の歯磨剤を主に使用する。粘膜ケアの道具には、スポンジブラシ、粘膜ブラシ、くるリーナブラシ®、巻綿糸、不織布があり、清拭の際に口腔保湿剤や清拭剤を応用する。歯には、基本的に歯ブラシを使用する。

含嗽道具には、コップ、吸い飲み、シリンジによってうがいまたは水で流すことを行い、ガーグルベースンや膿盆に水を吐き出す。必要があれば、吸引器なども使用する。ヨウ素製剤、クロルヘキシジン製剤、アズレン製剤などの含嗽剤やヒアルロン酸配合などの保湿剤を、必要があれば利用する。

義歯の清掃道具としては、義歯用ブラシ、義歯洗浄剤がある。義歯洗浄剤は金属部分がある場合、腐食しないものを使用する。

介助下で開口状態を維持できない場合は、開口保持器や厚い巻綿糸を使用する。

4）実際の口腔ケアの基本手順

口腔ケアの手順は、表4に示すように説明から開始される。

（1）説明と同意

何を行うかの説明と同意は必ず毎回行いながら、押しつけにならないようにする。コミュニケーションが困難な

表4　口腔ケアの手順

1. 説明と同意
2. 体位確保
3. 準備
4. 口腔ケア実施
   1）環境面のアプローチ
   2）機能面のアプローチ
   3）能力面のアプローチ
   4）心理面のアプローチ
5. 後始末

場合には、系統的脱感作法、TSD 法、カウント法、ボイスコントロール、視覚支援などを応用する。

(2) 体位確保

転倒に十分な注意を払いながら、安全性、安楽性、全身状態を考慮して、自立度レベルにあった姿勢を検討する。体位には立位、坐位、頭部を 45〜60°起こした半坐位（ファーラー位）、頭部を 25〜30°起こしたセミファーラー位、体側を下にして横向きにした体位の側臥位、仰向けに寝た体位である仰臥位がある。介助下で水を使用して行う口腔ケアでは、誤嚥防止のために仰臥位はできるかぎり避ける。側臥位や仰臥位のみしかとれない場合には、頸部や体幹の麻痺側を上方にする。

(3) 準備

汚さない工夫をしながら、対象者の気持ちがほぐれるような声かけや場の雰囲気づくりを行う。見通しができないと不安な対象者では、準備時間を当日の実施内容を再度説明する時間として利用するのもよい。

(4) 口腔ケア実施

口腔ケア実施に際しては、①環境面、②機能面、③能力面、④心理面の 4 面に関するアプローチを行う。

①環境面のアプローチ

環境面のアプローチは、本人を取り巻く人や物に働きかけて、口腔ケアのための障害を軽減・克服していこうというアプローチである。道具の整備・工夫、部屋の環境や照明、鏡などのハード面と、家族を含めた介護者の協力、介護者・看護者の理解、知識の個人差の除去などのソフト面の両者からアプローチを行う。手鏡

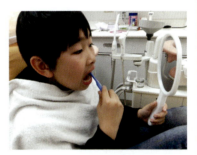

図 3　手鏡を持つと姿勢が安定する（承諾を得て掲載）

の整備によって、対象者は鏡を保持し見ようとするので、姿勢がよくなり体幹が安定しやすく、上肢が円滑に動かせる（図 3）。

歯ブラシの把持力が弱い場合には柄を太くする。太くする材料には市販品もあるが、水道ホースやプラスチックチューブは入手しやすく安価である。歯科治療で使用する即時重合レジンを応用できるが、重くなる。対象者の障害や状況において道具の工夫は必要だが、誤った工夫や使用法によって、歯の破折、道具の破損や誤飲などの事故の原因、上肢の正常な発達のさまたげになる場合もあるので、道具の特性などを理解して使用しなければならない。言葉などによる歯磨き行動の認知が困難な場合には、絵カード、写真などの視覚的支援を行うことなども本アプローチといえる。

ボイスコントロール
視覚支援
安全性
安楽性
立位
坐位
ファーラー位
セミファーラー位
側臥位
仰臥位

TSD 法
→ p.110「1）系統的脱感作法」参照。

カウント法
→ p.115 MEMO「カウント法」参照。

環境面
機能面
能力面
心理面
環境面のアプローチ

②機能面のアプローチ

機能面のアプローチとは、動きが悪い器官に直接働きかけ、機能を維持・向上していこうとするアプローチである。口腔周囲筋に対する具体的内容は、間接訓練と同様な場合が多い。肢体不自由のような運動障害がなくても手の発達状態などによっては、適切な歯ブラシの把持ができないこともある。その際、効率的な歯磨きができるように、環境面のアプローチとともに、それらの道具の使用に対して機能的なアプローチを行っていく。

機能面のアプローチ

> **間接訓練**
> → p.153「①間接訓練」参照。

③能力面のアプローチ

能力面のアプローチは、機能が落ちた器官の機能を代償する能力を養うアプローチで、利き手の麻痺による利き手交換などである。

能力面のアプローチ

④心理面のアプローチ

心理面のアプローチとは、相手の気持ちになって耳を傾けることで、口腔ケア時に最重要といえる。本アプローチは、患者の情意部分に重要な影響があり、画一的なアプローチではなく、対象者や介護者の観察などを十分に行い、対象者の健康感などに考慮しながら、実施目標を実現可能なものにするなどとして、重荷にならないアプローチを検討する。そうすることによって信頼関係が構築されるとともに、達成感が得られる指導となり、やる気や集中力を引き出せる。

心理面のアプローチ

（5）後始末

道具は、風通しのよい所に置き、汚れを除去した後に乾燥させる。

言葉のコミュニケーションが可能な場合には、当日に行った内容の復習を行うことも、習得状況を理解することに有効である。

（遠藤眞美）

引用文献

1）山中克己：口腔ケアの定義．鈴木俊夫編：口腔ケア実践マニュアル．東京：日総研出版，13-17，1994.

2）遠藤眞美：口腔ケア（コトバを読む，データを読む）．歯界展望 2010；116（5）：948-949.

3）遠藤眞美：歯周疾患．森戸光彦ほか編：歯科衛生士講座 高齢者歯科学．京都：永末書店，65-70，2012.

4）東京都立心身障害者口腔保健センター：障害者歯科医療ハンドブック．東京：東京都歯科医師会，102，2003.

5）遠藤眞美，高柳篤史編：患者さんに実感（体験・体感）してもらおう．モチベーションを上げる15のアドバイス：なんで磨いてくれないの？．別冊歯科衛生士．東京：クインテッセンス出版，28-37，62-67，2009.

6）高柳篤史，真中美和子，長　佑美，中村広美，岡本智恵，竹蓋道子：特集：患者さんに合った歯ブラシを提案しよう！～"歯磨きのソムリエ"実践編～．デンタルハイジーン 2011；31（10）：1073-1088.

7）宮内知美，遠藤眞美，竹蓋道子，井樋加奈子，松本京子，妻鹿純一：自閉症患者における口腔清掃指導時の工夫：描画絵を使用して．障歯誌 2010；31（3）：666.

2 障害者の歯の刷掃指導

おぼえよう

①障害者のブラッシング指導の基本は、学習によって、歯や口の健康のために好ましい行動に変えていくことである（行動変容）。

②効果的なブラッシング指導を行うためには、障害の程度を理解し、ブラッシング行動を分析し、指導目標を細分化して繰り返し学習させる。

③ブラッシングの自立には限界があることを理解する。セルフケア、プロフェッショナルケアを持続することで、良好な状態を保つことができる。

④生活環境やライフステージに応じた支援の方法を立案し、必要に応じて介助者へ指導・助言し、協力を求める。

1 知的障害者の歯磨き（ブラッシング）

> **知的障害者**
> → p.29「2. 知的障害（精神遅滞）と口腔の特徴」参照。

　知的障害者は、口腔衛生や清潔に対して理解力に乏しく、歯磨きを行う必要性を理解させることは困難であることが多い。また、歯磨き行動は見られても、その必要性を理解し学習することや習慣として定着させることは難しい。しかし、保護者や介助者の支援を求めながら根気強く、また、不快感を与えることなく楽しく習慣づけられるよう指導することが大切である。また、知的障害者に対してブラッシング指導を行う際には、以下の点を考慮し指導を行うとよい。

①歯を磨く能力を把握する。

　言葉の理解度や視覚的な認知力はどの程度か、模倣はできるか、ブラッシング指導をする際に必要な、大きい、小さい、前、後、表、裏の違いや知的障害者自身の口腔内（歯の形態や歯列、舌）の認知ができるかどうかなどを事前に把握する。

　さらに、知的障害者は口腔周囲筋の低緊張や運動量の低下により、また、口腔機能が未発達のためプラークの付着や食物の停滞がみられるが、これらについての意識や気づきがあるかどうかを確認することが必要である。

②プラークの付着状態を評価する。

　障害者の口腔機能に由来する原因（口呼吸や口唇の閉鎖不全による口腔乾燥、口腔感覚の未発達による過敏と緊張、口腔機能の運動障害や口腔周囲筋の運動不足による障害など）を考慮しながら、プラークを染色し歯面別にどの程度付着しているかを記録する。

③実際のブラッシング動作を評価する。

　歯ブラシの持ち方と持ちかえができるかどうか、また、歯ブラシの当て方

> **プラーク**

> **口腔乾燥**
> 唾液分泌量低下や口呼吸などで口腔内が乾いている状態。ドライマウスともいう。

> **過敏**
> 神経発達症（発達障害）による感覚経験不足や、後天的な障害（事故、疾患）によって、長期間刺激が与えられなかった場合に、触刺激に対して起こる反応。

と歯磨き圧、磨く部位と動かし方、集中力と持続して磨ける時間はどの程度かを確認する。さらに、本人が自分で磨くことができる範囲を確認し、改善が必要な部位についてチェックするとともに、指示を与えることで磨くことが可能な部位を把握する。

④指導内容の検討と指導方法

知的障害者に効果的なブラッシング指導を行うには、応用行動分析の理論を用いる（**表1**）。

また、ブラッシング動作は、知的障害者本人が獲得しているブラッシング動作を基本とし、磨ける範囲を広げていくという考え方で指導目標を細分化する。そして、緩やかに余裕のある指導にすることが望ましく、短時間に、短い間隔で繰り返し指導する。また、指導時間を長くしても清掃効果は期待できないこともあるため、障害者本人が歯磨きに集中できる適切な時間を見極めながら行う。さらに、指導の際にはわかりやすい簡単な言葉「上・下」「前・後」ではっきりと説明する。

表1　ブラッシング指導に応用する心理学

①**応用行動分析**
　指示し、反応後に与える刺激（強化）によって行動変容を行うこと
②**モデリング**
　行動のお手本を示すこと
③**プロンプト（促進）**
　反応を引き出すために与える刺激
④**シェイピング**
　望ましい行動を少しずつ系統的に強化すること
⑤**タスクアナリシス**
　学習する内容を簡単なことから難しいものへと系列化すること
⑥**プログラム学習**
　・スモールステップの原理　　・積極的反応の原理
　・即時フィードバックの原理　・自己ペースの原理
⑦**初頭効果**
　多くのことを学習した場合、最初のほうを記憶していることが多い
⑧**新近効果**
　多くのことを学習した場合、最後のほうを記憶している傾向がある

（日本障害者歯科学会編：スペシャルニーズデンティストリー 障害者歯科．東京：医歯薬出版，247，2017．より引用）

> **応用行動分析**
> → p.111「2）オペラント条件付け法」参照。
>
> モデリング
> シェイピング

⑤協力者への依頼と指導効果の確認

知的障害者へブラッシング指導を行った際、「わかった」と答えても理解していないこともあり、また、経験しても学習できていないこともある。さらに、指導したことは数日間で忘れることから、指導した内容が日常生活の中で繰り返し根気強く行われ、本人のブラッシング能力を育てていけるよう、保護者や介助者へ協力を求める（**表2**）。

また、指導したことにより口腔内が改善されているかどうかを確認し、指導効果がみられない場合は指導方法を見直し、再指導を行いながら学習の強化を図っていく。その際には、保護者や介助者へも十分な説明を行い、引き

続き協力を求めていくことが大切である。

表2　ブラッシング能力を育てるためのポイント

①歯磨きを行う時間を決める
　就寝前の時間帯や疲労があるときの歯磨きは、学習意欲がなく集中力に欠ける。1日の生活時間のなかでゆとりのある時間を選びブラッシングを行うとよい
②より早い時期からブラッシングの習慣をつける
　障害者をもつ親の気持ちに配慮した指導が大切であるが、できるだけ低年齢児の時期から気持ちがよいと感じる丁寧なブラッシングを心がける
③日常生活におけるブラッシングをパターン化する
　日常の歯磨きを行う時間と場所、磨く順序をパターン化すると効果がある場合がある
　例）就寝前20時頃、洗面所の鏡の前、左上から磨き始めて左下で終わる。このパターンを毎日繰り返す
④多くの課題を与えない
　歯磨きが自立している障害者に磨けるからといって、あれもこれもと多くの課題を与えすぎるとパニックを引き起こし、歯磨きを敬遠してしまうことがある。欲張らずに本人の能力に合わせたブラッシングを行いながら、力を伸ばしてあげることが大切である
⑤気持ちよく、快適なブラッシングを目指す
　ブラッシングをすると「気持ちがいい」「もう少し磨いてみよう」とほめられて「うれしい」など、ブラッシングを行うことによって得られる快適でよい経験は、本人の意欲と能力を引き出し育てていくことにつながる

症例

知的障害者のブラッシング指導—う蝕の管理から歯肉炎、歯周病の管理へ

- 患者：21歳女性。知的障害（療育手帳A判定）、就労継続支援施設へ通所。
- 初診：7歳（継続管理期間14年）
- 主訴：学校歯科健診により、上下左右6番のう蝕（C1）を指摘され受診。
- 全身状態：常用薬なし、ADL（日常生活動作）は自立し会話も成立。
- 診療経過：う蝕のC1は経過観察とし、受診のトレーニング、歯磨きの習慣づけと自立に向けた支援を開始。母親の協力により、う蝕の治療を行うことなく、また、混合歯列期においても、永久歯への交換は順調に行われた。16歳の頃より、思春期性の歯肉炎および歯石沈着がみられ、歯周炎への移行を予防するため、定期的にプロフェッショナルケアを実施。
- 口腔清掃：本人は歯磨きに協力的ではあるが、下顎臼歯部咬合面以外の部位は不得意で、磨き残しが多い。就寝前のブラッシング習慣は確立されており、歯磨剤の使用も可能、母親の介助磨きや働きかけはときどき行う程度。定期健診時の平均PCR（プラークコントロールレコード）は81.3％。
- 定期健診時のブラッシングの状態（図1）

　　言葉の指示と理解：左右の区別困難
　　指差し指示：可
　　模倣による歯磨き：可
　　手添えによる誘導指導：可
　　歯ブラシの握り方：右手でパームグリップ
　　磨き方：下顎臼歯部から前方へ大きく縦磨き
　　磨く時間：1分程度でやめる

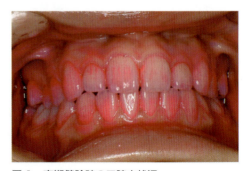

図1　定期健診時の口腔内状況

・実際のブラッシング指導（図2）

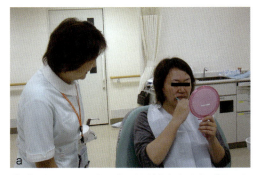

① 「こんにちは、さて今日はどうかな？」プラークを染めだす。
② 「ここが汚れているね」汚れている部分を説明する。
③ 「磨いてみよう」いつもの方法で磨いてもらう。

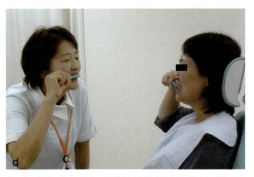

⑥ 「一緒に磨いてみよう」お手本（モデリング）を見せる。

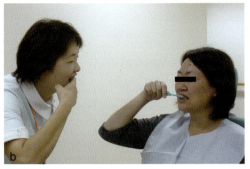

④ 「今日は、この部分を磨いてみよう」課題1つを選択し言葉で指示する。

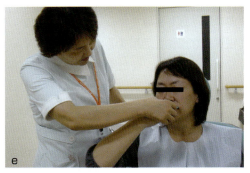

⑦ 「この部分を磨いてみよう」手を添えて一緒に磨きながら、磨いてほしい部分へ誘導する。

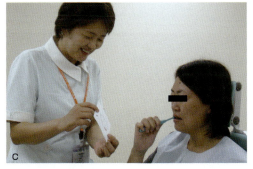

⑤ 「この絵を見て磨いてみよう」絵カードで磨く部位を教えてみる（視覚支援）。

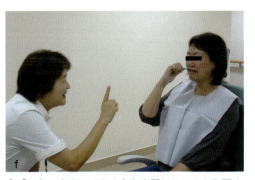

⑧ 「もう一度磨いてみよう」学習したことを復習する。

図2　実際のブラッシング指導

2 自閉スペクトラム症（自閉性障害）者の歯磨き（ブラッシング）

自閉スペクトラム症（自閉性障害）者への歯磨き指導は、基本的には知的障害者に準じた指導方法でよい。しかし、自閉スペクトラム症（自閉性障害）者は、言語によるコミュニケーションに障害があることも多く、先の見通しが立たないと強い不安を感じる。そのため、ブラッシング指導を行う際には、いつ、どこで、何を、どのような手順で、どれくらいするのか、また、どこまで進んでいるのか、いつ終わるのかなどの情報をわかりやすい形で提示するとともに下記の点に注意して指導を行う。

①具体的な目標（改善を要す部位）を1つに決めて指導する。

口腔内全体を染色しプラークの付着部分を示すとき、汚れている部分をすべて教えても、それらに同時に注意を向けたり、また、染め出されたいくつもの部位を同時に示しても、関連づけて情報を処理することは難しい。そのため、改善を要する課題を1つに決めて、指導時間を短くし、単純な言葉で簡潔に繰り返し指導をする。

②視覚的な媒体を活用する。

絵カードや写真、時計やタイマーなど、本人が理解しやすい視覚的な媒体を用いて指導するとよい。また、注目してほしい部位に色をつけたり、大きくして強調することも役立つ。また、歯磨きカレンダーなどを使用することにより、自主性が育ち、指導効果が高まる（図3）。

③自閉スペクトラム症（自閉性障害）者のブラッシングの特徴

自閉スペクトラム症（自閉性障害）者は、視覚的に整理された情報の理解や、パターン化、ルーティン化された事柄を遂行することは比較的得意とすることから、このような特徴を生かし、ブラッシング行動をパターン化して、できるだけ低年齢の時期から指導を開始し、習慣化していくことが効果的で

> **自閉スペクトラム症者**
> → p.53「1）自閉スペクトラム症（自閉性障害）〈ASD〉」参照。

> **ルーティン化**
> 決められた一連の動きや動作。

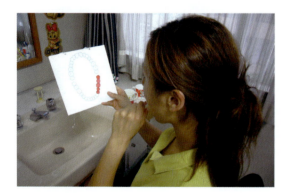

図3 視覚的な媒体
コミュニケーションに問題がある自閉スペクトラム症（自閉性障害）者は、視覚支援を用いてブラッシング指導を行うと効果が上がることがある。

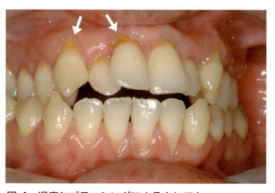

図4 過度なブラッシングによるクレフト
強いブラッシング圧と横磨きによりクレフトを発症した自閉スペクトラム症（自閉性障害）者の口腔内。ブラッシング圧を指導しても改善が難しく、すでに学習しているブラッシングの方法を変えることは困難。

ある。また、絵の描写や細かい作業は得意であることが多いので、口腔清掃も上手に行えるようになると期待できるが、歯ブラシの色や形、歯磨剤の味に固執し、単に口腔内で歯ブラシを動かしているだけで清掃効果がない場合、また、特定部位だけを磨いて過度なブラッシングになってしまう場合があることから、歯ブラシの硬さや歯磨剤の使用に配慮が必要である（図4）。

④ブラッシング時の過敏への対応

ブラッシング指導時に、口腔内の触刺激に過敏な反応を示す場合がある。刺激に対する反応をよく観察し、刺激を嫌う部位へは無理に歯ブラシを当てず、徐々に慣れさせながら磨ける範囲を広げていく。

このように、自閉スペクトラム症（自閉性障害）児は、触覚刺激などの感覚刺激に過敏なため、寝かせて行う仕上げ磨きや介助磨きを嫌がり、抵抗する場合がある。このような場合は、脱感作を図るとともに、見通しをもたせてブラッシングが可能となるよう支援する。また、ブラッシングができない場合は、清拭からチャレンジすることも1つの方法である。

⑤成人期以降の自閉スペクトラム症（自閉性障害）者のブラッシング指導

継続的な歯科保健管理がなされ、不完全ではあるが歯磨きの習慣がついている自閉スペクトラム症（自閉性障害）者であっても、加齢とともに自己主張が強くなったり、また、不適応行動が顕著となり、ブラッシング指導の際に他人や保護者の介入を拒否する場合がある。また、パニックや自傷、他傷行為などが連続すると、保護者は歯磨きを本人任せにしてしまう傾向にあり、う蝕や歯周病が進行する場合がある。このような時期には、障害者本人のブラッシングの能力と限界を伝え、保護者や介助者とともに十分に話し合い、相互に理解・納得しておくことが重要である。

過敏

脱感作
過敏による反射的反応を取り除くための方法。

清拭

パニック

❸ 脳性麻痺者の歯磨き（ブラッシング）

脳性麻痺は、異常な緊張や不随意運動が起こる協調運動の障害であり、思い通りに身体を動かすことができず、さまざまな障害を合併していることが多い。また、麻痺の型によって個人差があることから、麻痺や不随意運動、合併症の状況を考慮し、機能障害に応じて指導することが大切である。また、言語障害を伴っている場合も多く、発音が不明瞭であるが知的障害がない人も多く、対応には注意することが必要である。

①ブラッシング動作の評価[1]

日常行っているブラッシングの状況を診療室で観察し、下記の点を評価する。

・姿勢、上肢の安定　　　　　・肩、肘、手首の関節の動きと安定性

・腕、手指の動きと歯ブラシの操作性

・歯ブラシの保持の安定と持ちかえの有無

・手指と口腔の協調性

脳性麻痺者
→ p.39「①脳性麻痺」参照。

不随意運動

- ブラッシング時の緊張や不随意運動の有無
- 歯ブラシの動かし方、巧緻性、ブラッシング圧
- 歯ブラシの当たる部位、当たらない部位

②清掃状態を評価する。
- 口腔内の食物滞留はどれくらいか　・プラークの付着状態はどの程度か
- 口腔の機能と汚れの関連性はどうか

③歯ブラシの選択と改良
- 歯ブラシの大きさや毛の硬さは機能に応じて選択し、必要に応じて把持部を工夫し改良する。改良すると持ちやすくはなるが、刷掃効果には直接結びつかないことを理解しておく。さらに、コップの改良も必要であれば行うとよい（図5）。
- 電動歯ブラシは、多種多様な製品が市販されており毛先の動きも早く、歯面に毛先を当てることができれば細かい手の動きを必要とせずに効率よく磨くことができる。しかし、電動歯ブラシを歯面に当てて保持できるか、また、ON、OFFのスイッチの切り替えができるかなど、適応性を検討したうえで使用することが望ましく、必ずしも電動歯ブラシがよい効果を上げるとは限らないことを理解しておく。

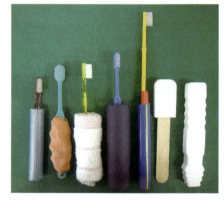

図5　工夫して改良した歯ブラシと開口保定具

電動歯ブラシ

④指導する際の留意点
- 脳性麻痺者自身がブラッシングを行う際は、手指や腕が効果的に機能するよう、頭頸部や上肢が安定し開口しやすい姿勢で行う。また、異常反射が生じないよう、緊張をほぐしてリラックスさせるとともに、**姿勢緊張調整パターン**の応用を心がけることが大切である。

> **姿勢緊張調整パターン**
> → p.41「6）歯科的問題点と必要な配慮」参照。

- 歯ブラシの当て方や動かし方、ブラッシング圧は、本人の機能を優先して行い、できない部分を指摘するのではなく、本人の歯磨きを尊重し、いつもの歯磨きを中心にできる範囲を少しずつ広げていく指導のほうがよい。
- 脳性麻痺者は、口唇の動きが悪く、口腔の自浄作用も低下しており、口臭や歯石沈着が多い。さらに、麻痺側の口腔内に食物が滞留しプラークが堆積しやすいので、口腔内をよく確認したうえで適切な指導を行う。
- 脳性麻痺者へのブラッシング指導を行う際に、口唇や口腔粘膜などに触れると反射や緊張が生じ、歯磨きを嫌がる場合がある（**触覚過敏性**）。これは、過敏によるものであり、過敏反応をなくすよう、口唇マッサージによる脱感作を行い、また、軟らかい歯ブラシを用いて強い刺激を与えないように注意しながら、徐々に歯磨きに慣れさせる。

> **触覚過敏性**
> 顔面や口腔周囲に触れただけで、全身の筋緊張が急激に亢進する状態。

口唇マッサージ

- 障害者本人が磨こうと努力しても、開口と閉口のコントロールがうまく

いかず思い通りに歯を磨くことができない場合も多い。わかっているのに磨けないことを受容しなければならない脳性麻痺者の気持ちを理解したうえで、指導を進めていく配慮が必要である（図6）。

⑤日常のブラッシング支援、介助者への指導
- 介助者への介助歯磨きの指導は、明るいところで口の中がよく見えるような姿勢で行う。頭頸部が安定して開口しやすいよう、介助者の身体と腕で障害者の頭を保持する。また、反射抑制姿勢を応用するのがよい。このとき仰臥位なら顔を横向きにし、坐位ならば顔をうつむき加減にして、顎を引いたほうが緊張は少なくなる[2]。
- 緊張が強く、開口しにくい場合や、また開口保持が難しい場合は、ガーゼを巻いた割りばしなどを工夫して作成し、噛ませながら磨くと、開口が維持できて磨きやすい。しかし、無理に開口を促すと緊張が強くなり、歯ブラシを噛んだ状態で取り出せなくなり、歯の脱臼や軟組織の損傷をきたすことがあるので、使用に際しては注意するよう指導する。

開口保持

プロフェッショナルケア

⑥専門的なサポートの必要性について
- 脳性麻痺者のブラッシング指導は、能力にあわせ自立を目指してトレーニングを行うが、歯磨きの自立には限界があり、また、獲得した能力も発達や老化とともに変化する。そのため、その時々の障害者の状況に合わせたセルフケアが行えるよう指導し、介助者へ支援を求め、専門的なプロフェッショナルケアのサポートを検討することが望ましい。

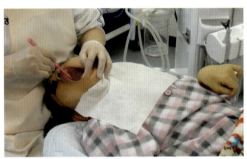

図6　脳性麻痺患者の歯磨き
脳性麻痺では口腔周囲と口腔内に触覚に対する感覚過敏があり、歯磨き時に全身が緊張し、噛みしめや反対に過開口が生じやすい。弱い刺激から慣れさせることで緊張をコントロールする必要がある。

4 視覚障害者の歯磨き（ブラッシング）

視覚障害者
→ p.44「1）視覚障害」参照。

　視覚障害は、視機能の障害のために、日常生活や学習、あるいは運動や精神活動に大きな影響を及ぼしている[3]。視覚障害者は、視力があっても見え方はさまざまであるので、どの程度見えるかを事前に確認し、不安を与えないようブラッシング指導を行う。
　また、視覚障害者は、聴覚、触覚、臭覚、味覚を活用して周囲の状況を判断する。特に、聴覚を集中させて情報を理解することから、スタッフ同士の会話や不必要な音を出さないよう配慮が必要である。

①聴覚や触覚を活用する。
- 患者との会話は、敬語を用いて、声の方向が判別できるように患者の対面で行い、相手の顔を見てはっきりと話すとともに、患者からの質問には優しくゆっくりと答える配慮が必要である。

第8章　障害者への歯科保健指導と管理

- ・先天的な視覚障害者の場合は歯磨きに対する情報量が少ないため、言葉による説明だけでは不明確で理解しにくい。また、言葉の理解もさまざまなのでどの程度理解しているのかを確認しながら行い、能力の過少評価に気をつける。言葉だけで理解できない場合は、手のひらや背中を利用して書いて説明したり、点字本を補助的に用いて説明すると効果がある。
- ・歯の形や部位を把握するために、大きめの顎模型を使用し触れて確認させると理解しやすい。
- ・歯ブラシの当て方やブラッシング圧は、実際に患者の口の中を指で触れて確認させながら、手を添えて一緒に磨くと理解しやすい。

②うがいの際の配慮
- ・洗口の際は、スピットンやコップの位置について、手を添えて説明する。

③その他
- ・運動不足から疲れやすい傾向にあるので、健康状態を確認しながら進める配慮が必要である。また、視力障害のため、転倒などで顔面や口腔の外傷が起きやすいことを理解しておく。
- ・日常の歯磨きにおいては、プラークの付着状態を確認しながら磨くことができないため、細かい部分の歯垢除去率が低く、う蝕や歯周疾患に罹患する傾向にあるので、定期的に歯科医院の受診を促す必要がある。

歯垢除去率

❺ 精神障害者の歯磨き（ブラッシング）

精神障害者
→ p.49「5. 精神障害と口腔所見」参照。

うつ病

　精神障害者は、統合失調症やうつ病、認知症などさまざまな疾患があり、歯科保健においては特有の問題があるが、精神障害があっても薬物療法を中心とした治療によって社会復帰を果たし、自立した生活を送っている人も多いことから、疾患に対する正しい知識をもち、ブラッシング指導を行うことが大切である。

①統合失調症、うつ病患者の歯磨き指導の留意点
- ・多くの統合失調症患者は、健常者と同じ対応が可能であり問題なくブラッシング指導が行えるが、思考や感情、行動に障害があるため、会話が成り立たなかったり、セルフケアの不備を指摘すると、過度に心配したり、落ち込んだりすることがある。そのため、精神的負担を与えないように強い口調は控えるなど、言動に注意して指導を行う。
- ・抗うつ薬や睡眠剤の服用は唾液分泌能の低下を引き起こし、また、物事に対する意欲や気力が減退している状態が続くため、日常のブラッシングの適応力やモチベーションの低下が著明となり、口腔内が不良となりやすい。また、ブラッシング指導をしても無関心な態度であったり、歯ブラシの動作がうまくできないことがあるので、病状を確認したうえで、無理のない指導を心がける。

モチベーション

134

②認知症の歯磨き指導の留意点

- 認知症は、理解力や忍耐力の低下にともない、他人とのコミュニケーションが困難となり、不安を感じやすい状況となるため、接し方に注意する。また、ブラッシング指導を行う際には、事前に声かけを行い、安心感を与える雰囲気作りが大切である。

- 認知症は、以前はあたりまえのように行っていたブラッシング動作がうまくできなくなったり、時間が短くなったりする。また、ブラッシングをすることを忘れたり、義歯を装着していることすら忘れることがある。ブラッシング指導の途中でも、直前に説明したことを忘れて同じことを繰り返し聞いてくる場合もあるが、根気よくわかりやすい言葉で指導することが大切である。

- 認知症が進行するに従って、自分で歯を磨く回数が減少し、介助磨きが必要となるので、家族や施設職員などの支援が必要である。介助磨きを行う際には、本人の自尊心を傷つけないよう予告し、口腔周囲に触れてからブラッシングを開始する。また、ブラッシングを行う時間は、患者が混同しないように配慮し、一定の時間に行うことが望ましい。

- 舌側や口蓋、舌を清掃する際には、指を噛まれないよう、開口を保持するために、開口補助具を使用するとよい。開口保持器があると便利であるが、なくても、割りばしにガーゼを巻いたものでも使用できる。材質が軟らかすぎると強く噛んだ際に口を閉じてしまい、硬すぎると粘膜を傷つけてしまうので注意が必要である。

開口補助具

- 認知症の義歯を磨く際に、義歯を外そうとすると拒否することがある。また、義歯を放置することもあり、特に施設では、入所者の義歯の混同や紛失が問題となる。

6 神経発達症（発達障害）者の歯磨き（ブラッシング）

神経発達症（発達障害）者
→ p.53「④神経発達症（発達障害）」参照。

限局性学習症（学習障害）は、読む、書く、計算するなどの困難が顕著になってくる。また、注意欠如多動症（注意欠陥多動性障害）は、自分の注意力、感情、衝動をコントロールする力が弱く、不注意、多動性、衝動性により、学習や社会生活でさまざまな支障をきたす。しかし、会話が成立し、ADLが自立している神経発達症（発達障害）者は、教えればブラッシングも自立できると考え、日常生活における歯磨きは本人任せにしている保護者も多く、う蝕や歯肉炎が進行する傾向にある（**図7**）。そのため、ブラッシング指導を行う際には、以下の点に注意する。

注意欠如多動症（注意欠陥多動性障害）

ADL

①ブラッシング指導をする際の配慮

- 集中して歯磨きをすることが苦手であるので、短時間にわかりやすく簡潔に説明し、一度に多くのことを教えない。

- 指導されている内容を聞きとることが苦手な場合があるので、どこまで理解しているのかを確認しながら進める。また、手鏡や模型、視覚支援などを活用すると理解しやすく、指さし確認などを行いながら患者の立場に立って説明・対応していくことが必要である。
- ブラッシング指導は最大限本人の能力を引き出し、できない部分よりもできるところをほめる。
- 指導した内容を本人が理解できるように、歯磨きノートなどを作成し記載し持たせることで、家庭や学校で復習しやすく効果が上がる。
- 会話が成立するので、一見理解しているように思われがちであるが、そうではないことを理解しておく。また、ブラッシングの自立の限界を保護者や介助者に知らせ、日常のなかで障害者の口腔衛生を良好に維持できるよう、ブラッシングの支援について協力を求めることが必要である。
- 神経発達症者の生活環境は、在宅、学校、施設に分けられるが、それぞれの環境で実施されるブラッシングの取り組みが、障害者本人の口腔衛生状態を左右する。保護者だけではなく、学校の養護教諭や担任、施設の職員へ積極的に働きかけ、協力を得ることで改善が図られる。

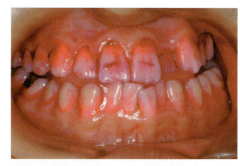

図7　ADLが自立している神経発達症者の口腔内
日常の歯磨きは本人任せにするため、う蝕や歯肉炎が進行する傾向にある。

（石黒千代栄）

引用文献
1) 緒方克也監修：歯科衛生士のための障害者歯科．第3版．東京：医歯薬出版，187-188，2006．
2) 全国歯科衛生士教育協議会監修：最新歯科衛生士教本 障害者歯科．第2版．東京：医歯薬出版，137，2003．
3) 森崎市治郎，緒方克也，向井美惠編：障害者歯科ガイドブック．東京：医歯薬出版，27，1999．

3　障害者の健康支援と継続管理

おぼえよう

①知的障害者、身体障害者、精神障害者・神経発達症（発達障害）者の特徴を理解し、口腔保健指導を行うことが必要である。
②障害者の健康支援を行うためには、口腔保健管理を継続的に行うことが必要である。

1　障害別の管理の要点

障害者の歯・口腔を正常に発育させるためには、歯科疾患の予防、日常生活

3．障害者の健康支援と継続管理

における口腔の健康を維持・増進させることを目的に、口腔衛生管理を行う必要がある。そのためには、障害の種類による特徴の理解や、対象者の精神的・身体的発達を把握したうえで対応方法を考え、口腔保健指導を行い管理していくことが必要である。しかし、障害者の場合、指導効果が得られにくい場合が多く、そのときは、指導という観点から支援を行うという考えで健康支援を行うことが望ましい。健康支援については、本人に対する支援はもちろんであるが、対象者を取り巻く環境や介助者に対する支援も必要であるということを理解しておく必要がある。

口腔衛生管理

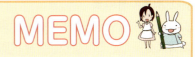

療育手帳とは

1973（昭和48）年に厚生省（現厚生労働省）が出した通知「療育制度について」に基づいて、各都道府県が知的障害児・者に対し、各種サービスを受けるために交付している手帳である。また、知的障害者福祉法に療育手帳の記載はなく、各都道府県が手帳の等級（A：重度、B：その他）について判定しているため、各都道府県によって判定基準が違うことがある。等級はA、Bの2種類だけであるが、多くの自治体ではおおむね3〜4段階の等級と基準で判断されている（表1）。

表1　知的水準による分類

基準	療育手帳	IQ
軽度	B2	おおむね 51〜70
中度	B1	おおむね 36〜50
重度	A2	おおむね 21〜35
最重度	A1	おおむね 20 以下

1）知的障害

知能に遅れがあるために、意思の疎通が図れない場合もある[1]。また、健康や清潔に関する認識も少なく概念をもてない。さらに、精神発達などについて、療育手帳や発達検査などで把握したうえでの対応が必要である[2]。小児期より、繰り返し教育を行い体験させることで1つの行動を獲得できる場合もあるため、1つの行動を習慣化により行動獲得させるか、支援により行動獲得させるかについて、発達に応じた対応や管理が必要である。

2）身体障害

（1）脳性麻痺

肢体不自由、全身の筋緊張、および顔面や口腔内への接触に対する過敏が問題となる[3]。つまり、歯磨き行動に対しての機能障害をもっている。そのため、肢体不自由や筋緊張の程度や合併症などの把握が必要であり、年齢や機能に応じた対応や管理が必要である。

（2）筋ジストロフィー

肢体不自由と疾患の進行に伴い、歯科保健の自立が喪失するため、疾患の進行の程度、対象者のADL、および生活環境などを考慮した対応や管理が必要となる[4]。特に、疾患が進行し重度となった場合、ほとんど寝たきり状態にな

137

第8章　障害者への歯科保健指導と管理

り、介護や介助が必要となるために、介助者への支援や指導が必要である。

（3）脳血管障害や事故などの中途障害

　中枢神経障害の後遺症のために肢体不自由になる[5]。このような場合は、肢体不自由に伴った社会生活能力の低下や、口腔機能の低下、社会生活に対する心理的後退、生活欲の低下などがみられ、歯科保健に対する関心の低下もみられる場合があるため、まず、対象者を全面的に受け入れることが重要である。そして、対象者との信頼関係を築いたうえで、健康支援について考えて支援することが望ましい。

（4）重度心身障害

　肢体不自由や知的障害の程度が重度のため、日常生活すべてに介護や看護が必要となる[6]。そのため、全身状態の評価が必要であり、常に呼吸や筋緊張などについて十分な配慮が必要である。そのうえで、介助者に支援方法を指導することが必要である。

（5）視覚障害

　口腔や歯の認識が視覚的に理解できないため、口腔の不潔や汚れの概念が視覚的に理解しにくい[7]。そのため、口腔内のプラーク付着状況の確認や歯磨きによる口腔内清掃が不十分になる場合がある。そこで、点字や触図による媒体を作成するなどして、口腔保健指導や行動管理する。常にわかりやすい声かけで、コミュニケーションをとることが必要である。

3）精神障害・神経発達症（発達障害）

（1）精神障害

　清潔への関心が低下するために、う蝕や歯周疾患の多発が問題となる場合が多い[8]。また、歯磨き意欲の低下もみられる。さらに、薬物を服用している場合もあることから、薬物による副作用で口腔衛生状態が悪くなり、口腔乾燥症になったりすることもある。また、妄想的な訴えが歯科治療と関連づけられたりすることもある。これらの対象者には、訴えが不合理な場合でも、まず傾聴することが必要である。そして、各種検査などから診断がつけば、わかりやすくゆっくりと説明し、不可逆的な処置を急がず、ゆっくりとしたペースで対応していくことが必要である[9]。

（2）自閉スペクトラム症（自閉性障害）

　対人関係やコミュニケーション障害があり、対応方法が困難な場合が多い[10]。しかし、障害の特徴を利用した行動のパターン化や習慣づけなどから、行動獲得ができる場合があることから、早期療育による訓練などで歯磨き行動を獲得できる場合もある。特に最近では、TEACCH プログラム[11] を参考にした視覚支援による行動支援により、行動管理や支援を行うこともある。

（3）限局性学習症（学習障害）

　対応として、Tell-Show-Do 法（TSD 法）[12]、およびモデリング[12] などを用

いて行動調整を行い、視覚支援で管理していくことが望ましい。

(4) 注意欠如多動症（注意欠陥多動性障害）

　注意力散漫があるために、指導や支援に対し、しっかりと話を聞くということができない場合がある[13]。また、神経発達症（発達障害）では行動の見通しを立てにくく、嫌なことや痛みに対しパニックになりやすいため、焦らずゆっくりとした支援が必要である。さらに、対象者自身の失敗などをできるだけなくし、視覚支援により最終目標を提示し、スモールステップにて行動獲得するといった支援が必要である。

② 障害者歯科と歯科衛生過程

　歯科衛生士が、科学的な根拠を基に論理的に歯科衛生業務を展開する方法として歯科衛生過程[14]がある。対象者から得られた情報から、歯科衛生上の問題を明らかにして、歯科衛生診断を行い、それらを論理的に解決するために歯科衛生計画を立案し、実施する、そしてそのことについて評価するといった過程である。歯科衛生過程は、「歯科衛生アセスメント」「歯科衛生診断」「歯科衛生計画立案」「歯科衛生介入」「歯科衛生評価」という5つの段階と記録から成り立っている（図1）。

歯科衛生過程
歯科衛生アセスメント
歯科衛生診断
歯科衛生計画立案
歯科衛生介入
歯科衛生評価
記録

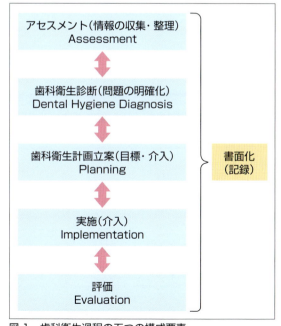

図1　歯科衛生過程の五つの構成要素
（下野正基監修，佐藤陽子，齋藤　淳編著：歯科衛生ケアプロセス．東京：医歯薬出版，2，2007．一部改変）

第8章　障害者への歯科保健指導と管理

歯科衛生過程

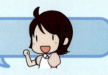

事例　知的障害

対象者：28歳、男性。知的障害
主訴：口臭、歯肉からの出血
現病歴：2年前は、かかりつけ歯科医師にて1か月に1回の定期検診を受けていたが、その後、う蝕がみつかり、歯科治療を行った際に無理やり押さえて処置（抜歯）したため、通院を嫌がるようになり定期検診をやめてしまった。歯磨きは自分で行うものの、同じ部位ばかり磨くため、保護者による仕上げ磨きが必要であった（歯磨き習慣あり1日3回）。1か月前より、対象者自身が口の中に指を入れ歯肉を触るようになった。さらに、保護者の歯磨き介助時に歯肉より出血があり、口臭が気になり始めたので、対象者は通院を嫌がったが歯科医院を受診した。
既往歴：てんかん
家族歴：特記すべき事項はなし。
全身所見：服用薬あり、精神発達は4歳2か月程度（乳幼児精神発達診断法）、社会生活能力は4歳8か月程度（S-M社会能力検査）、ぶくぶくうがいはできる、発語あり。
現症：7┼57　　全歯：プロービングポケットデプス2mm以下、出血なし、
　　　7┼5　　　　　　動揺度0、歯石沈着なし
　　　6┃7　　　プロービングポケットデプス3mm、頬側（きょうそく）に歯石沈着あり、出血あり（発赤（ほっせき）・腫脹（しゅちょう））

情報収集

〈主観的情報（S）〉

主訴：口臭、歯肉からの出血
現病歴：1か月前より、口腔内に指を入れ歯肉を触るようになった。歯磨き時に歯肉からの出血があるうえに、口臭もある。
歯科的既往歴：抜歯の経験あり。
医科的既往歴：てんかん
服薬：あり
生活習慣：歯磨き習慣はあるものの同じ部位ばかり磨く。
心理・社会・行動面：歯科処置（抜歯）を無理やり押さえてしたために、通院を嫌がるようになり、定期検診をやめてしまった。発語はあるものの会話はなし。

〈客観的情報（O）〉

現症：7┼57　　プロービングポケットデプス2mm以下、出血なし、動揺度0、歯石沈着なし、
　　　7┼5　　　PCR値75％
　　　6┃7　　　プロービングポケットデプス3mm、頬側に歯石沈着あり、歯肉に発赤・腫脹あり、出血あり、摩耗（まもう）あり

診断名：6̄ ⁻7　　歯肉炎、C0

　対象者から得た情報を、ヒューマンニーズ概念モデル[16]を用いて、歯科衛生アセスメント（情報の整理）を行う（表2）。次に、歯科衛生アセスメントから得られた歯科衛生上の問題を明確化し、その問題について歯科衛生診断をする（表3）。この事例に対する分析・解釈として、精神発達年齢が4歳2か月ということで、歯科治療や歯磨き指導はできる可能性があると考えられた。しかし、清潔に関する概念の理解には少し無理があると考えられる[17]。社会生活能力が4歳8か月で、歯磨きの習慣化はできているものの、下顎左側大臼歯部に歯石沈着や歯肉に発赤・腫脹が認められるほか、同じ部位ばかり磨くために摩耗が認められるなど、不適切な歯磨きに対する改善が必要と考えられる。
　また、過去の歯科治療体験による恐怖や不安感があると思われる。さらに、保護者による仕上げ磨きや歯周組織の炎症に対する知識不足が考えられたため、歯科衛生診断は、①不適切な歯磨きに関連した歯肉の炎症、出血、口臭、要観察歯と歯科医院に対する不安、②保護者の介助歯磨き（仕上げ磨き）や歯周組織の炎症に関連した知識不足とした。そして、歯科衛生診断の項目ごとに長期目標および短期目標を立て、歯科衛生計画立案（表4）を行い、歯科衛生介入（実施）したあと、そのことについて歯科衛生評価を行う（表5a、表5b、表6a、表6b）。観察（O-P）して得られた情報は必ず記録し、書面化することも重要である。
　このように、歯科衛生過程を用いて歯科衛生業務を展開することで継続管理を行うことができる。

（筒井　睦）

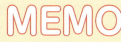

情報収集項目
1) 主観的情報（Subjective data：Sデータ）
　・医療面接や健康調査票によって収集した既往歴、自覚症状、健康に対する理解度や価値観
　　①主訴　　　　　　　　②現病歴
　　③歯科的既往歴　　　　④医科的既往歴
　　⑤服薬　　　　　　　　⑥栄養状態（食生活を含む）
　　⑦生活習慣　　　　　　⑧心理・社会・行動面
　　⑨家族歴　　　　　　　⑩その他
2) 客観的情報（Objective data：Oデータ）
　・観察や検査によって収集したブラッシングのテクニックやプロービング値
　　①バイタルサイン　　　②口腔内写真
　　③口腔内外の観察　　　④歯・歯列の観察
　　⑤歯周組織の検査　　　⑥口腔衛生状態の検査
　　⑦エックス線検査　　　⑧唾液検査
　　⑨臨床検査　　　　　　⑩その他

表2 歯科衛生アセスメント（情報の整理）

歯科衛生に関わるニーズ		対象者の全身的な健康状態と口腔の関連	
		アセスメント（情報収集内容）	対象者の情報（S・Oがわかるように記入する）
①健康上のリスクに対する防御	S	□さまざまなリスクへの不安の訴え □対人関係不適応	
	O	☑先天的障害　□中途障害 ☑全身疾患（合併症）　□口腔の外傷リスク ☑内服薬の必要性　□その他	知的障害と診断されている てんかんあり　抗てんかん薬服用
②不安やストレスからの解放	S・O	＊～への不安／恐怖の訴え □守秘性　□歯科衛生ケア □疾患伝染　☑その他	過去の歯科治療時による不安
③顔や口腔に関する全体的なイメージ	S・O	＊～の不満の訴え □歯　☑息 ☑歯肉　□その他 □顔貌	歯肉を手でよく触っている 歯肉より出血、発赤、腫脹、口臭あり
④生物学的に安定した歯・歯列	S	□咀嚼困難の訴え	
	O	☑疾病の徴候の歯　□アブフラクション □喪失歯　□動揺 □不適合修復　□外骨症 □不適合補綴装置　□パラファンクション ☑摩耗／咬耗　□侵蝕	CO 脱灰 同じ部位ばかり磨いている
⑤頭頸部における皮膚と粘膜の完全性	S	□口腔内外の圧痛の訴え	
	O	□口腔内外の病変　□口腔乾燥 □口腔内外の腫脹　□触診時圧痛 □栄養欠乏の口腔症状　□その他 □歯肉歯槽粘膜の病変／逸脱	
⑥頭頸部の疼痛からの解放	S・O	□歯科衛生介入前の疼痛　□ケア中の不快感 □歯科衛生介入前の過敏　□触診時圧痛 □その他	
⑦概念化と理解	S	□歯科衛生ケアに対する質問がある　□発語・会話あり □歯科疾患について質問がある　□その他	
	O	□問題行動（自傷行為等）　□その他 □知的障害	
⑧口腔の健康に関する責任	S	□不適切な口腔衛生習慣 □過去2年内歯科未受診　□その他	
	O	☑プラーク付着　☑介助不足 ☑歯石沈着　□その他	介助歯磨き、6⎮7頬側に歯石沈着、PCR値75%

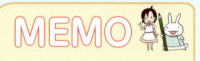

歯科衛生過程（歯科衛生ケアプロセス：dental hygiene process of care）[15]

アメリカで理論構築された、歯科衛生臨床・教育の骨格をなす概念である。歯科衛生過程とは、対象者の情報収集・処理（歯科衛生アセスメント）を行うことで、対象者の問題を明確化（歯科衛生診断）し、科学的・論理的に意思決定（歯科衛生計画立案）を行い、問題を解決（実施・介入）していくもので、対象者のニーズに応じた、根拠に基づいたケアを行い評価するという一連の行動である。つまり、対象者の自己実現に向けて歯科衛生ケアを提供するための思考過程である。なお、歯科衛生ケア（dental hygiene care）とは、歯科衛生士が行うすべての予防的、治療的業務のことである。

3．障害者の健康支援と継続管理

表3　歯科衛生アセスメント・歯科衛生診断

欠落したニーズ	アセスメント			歯科衛生診断
	情報（S）	情報（O）	解釈・分析	歯科衛生診断文
①健康上のリスクに対する防御	服用薬あり	知的障害てんかんあり（抗てんかん薬服用）	知的障害合併症あり	
②不安やストレスからの解放	通院を嫌がる		過去の経験による不安	過去の経験に関連した歯科医院に対する不安
③顔や口腔に関する全体的なイメージ	歯磨き習慣あり（1日3回）	歯肉に発赤・腫脹あり歯肉より出血あり	歯頸部まで磨けていない（清潔の概念理解ができるかどうか不明）	不適切な歯磨きに関連した歯肉炎
④生物学的に安定した歯・歯列		摩耗あり	同じ部位ばかり磨いている	不適切な歯磨きに関連した摩耗
⑤口腔の健康に関する責任		プラーク付着あり（PCR値75%）歯石沈着あり	介助磨き不足	保護者の介助磨きに関連した歯肉の炎症

表4　歯科衛生計画立案—優先順位の決定

優先順位	歯科衛生診断文	理由
①	不適切な歯磨きに関連した歯肉の炎症、出血、口臭、要観察歯と歯科医院に対する不安	対象者の主訴であり、また、歯科医院通院に対する不安があると考えられたため
②	保護者の介助歯磨き（仕上げ磨き）や歯周組織の炎症に関連した知識不足	保護者の仕上げ磨きができていないことや介助歯磨きに関する知識不足が考えられたため

表5a　歯科衛生計画立案（目標設定・介入計画：優先順位①）

歯科衛生診断：不適切な歯磨きに関連した歯肉の炎症、出血、口臭、要観察歯と歯科医院に対する不安

長期目標：本人による歯磨きの自立と歯科医院に対する不安をなくす

短期目標	歯科衛生計画
1．歯科医院に通院できる（2週間以内）	・対象者に歯科医院に対する不安についてよく話を聞く ・なぜ、通院しなくてはいけないかについて説明する ・次回の通院の約束ができるかどうか話をする
2．口腔内の汚れを認識する（1か月以内）	・PMTC※、歯石除去を行う ・歯肉の炎症や口臭について説明する ・清潔の概念を問う
3．同じ部位ばかり磨かない（歯磨き行動の獲得）（6か月以内）	・プラーク付着部位を認識させる ・歯磨き部位・方法について絵カードで視覚支援する ・歯ブラシの当てる位置、部位、動かし方（ストローク）を確認する

※ PMTC；professional mechanical tooth cleaning

第8章　障害者への歯科保健指導と管理

表5b　歯科衛生計画立案（目標設定・介入計画：優先順位②）

歯科衛生診断：保護者の介助歯磨き（仕上げ磨き）と歯周組織の炎症に関連した知識不足

長期目標：保護者の歯周組織の炎症に対する知識の理解と歯磨き技術の向上

短期目標	歯科衛生計画
1. 介助歯磨き（仕上げ磨き）の必要性を理解する （1週間以内）	・仕上げ磨きの必要性を説明する ・プラークの危害性や歯周組織の炎症について説明する ・対象者のプラーク付着部位を説明する
2. 歯磨き（仕上げ磨き）技術の獲得 （2週間以内）	・対象者のプラーク付着部位を説明する ・対象者への仕上げ磨き技術を指導 ・歯ブラシの当てる位置、部位、動かし方（ストローク）を確認する

表6a　歯科衛生評価

	目標	対象者の反応・効果	評価
長期目標	本人による歯磨きの自立と歯科医院に対する不安をなくす	仕上げ磨きはまだ必要であるが、同じ部位だけを磨くという行動はなくなった。また、歯科医院に来るのは怖くないといった	6か月後一部達成
短期目標1	1. 歯科医院に通院できる	次回の約束を行い、来院できた	1週間後達成
短期目標2	2. 口腔内の汚れを認識する	プラーク染色を行うと、赤いところは汚いといった	2か月後達成
短期目標3	3. 同じ部位ばかり磨かない（歯磨き行動の獲得）	絵カードによる視覚支援を行っていくうちに全部位に歯ブラシを当てられるようになった	6か月後達成

表6b　歯科衛生評価

	目標	対象者の反応・効果	評価
長期目標	保護者の歯周組織の炎症に対する知識の理解と歯磨き技術の向上	対象者のPCR値の低下と歯磨き時の歯肉出血および口臭を感じなくなったと報告があった	4週間後達成
短期目標1	1. 介助歯磨き（仕上げ磨き）の必要性を理解する	プラーク付着部位からの歯肉出血について理解できた（残存プラークがなくなり、歯肉からの出血がなくなったと報告があった）	1週間後達成
短期目標2	2. 歯磨き（仕上げ磨き）技術の獲得	プラーク染色結果、PCR値が25%まで下がった	4週間後達成

歯科衛生過程の表2～表6bは、以下の文献を参考に作成した。
A）全国歯科衛生士教育協議会監修：最新歯科衛生士教本　歯科予防処置論・歯科保健指導論．東京：医歯薬出版，2011．
B）中木高夫：POSをナースに．東京：医学書院，132，1989．

（筒井　睦）

引用文献

1）日本障害者歯科学会編：スペシャルニーズ デンティストリー 障害者歯科．東京：医歯薬出版，39-42，2009．
2）森崎市治郎，緒方克也，向井美惠：障害者歯科ガイドブック．東京：医歯薬出版，66-68，1999．
3）緒方克也監修：歯科衛生士のための障害者歯科，第3版．東京：医歯薬出版，104-105，2006．
4）緒方克也監修：歯科衛生士のための障害者歯科，第3版．東京：医歯薬出版，106．2006．

5）緒方克也監修：歯科衛生士のための障害者歯科，第3版．東京：医歯薬出版，146-147，2006．
6）緒方克也監修：歯科衛生士のための障害者歯科，第3版．東京：医歯薬出版，148，2006．
7）日本障害者歯科学会編：スペシャルニーズ デンティストリー 障害者歯科．東京：医歯薬出版，82-84，2009．
8）日本障害者歯科学会編：スペシャルニーズ デンティストリー 障害者歯科．東京：医歯薬出版，119-120，2009．
9）日本障害者歯科学会編：スペシャルニーズ デンティストリー 障害者歯科．東京：医歯薬出版，119-123，2009．
10）日本障害者歯科学会編：スペシャルニーズ デンティストリー 障害者歯科．東京：医歯薬出版，42-46，2009．
11）佐々木正美，宮原一郎：自閉症児のための絵で見る構造化（TEACCHビジュアル図鑑）．東京：学研教育出版，2004．
12）奥 猛志，田中英一，早﨑治明：子どものお口のスペシャリストになろう．東京：デンタルダイヤモンド社，19，2012．
13）日本障害者歯科学会編：スペシャルニーズ デンティストリー 障害者歯科．東京：医歯薬出版，47-48，2009．
14）下野正基監修，佐藤陽子，齋藤 淳編著：歯科衛生ケアプロセス．東京：医歯薬出版，7-32，2007．
15）下野正基監修，佐藤陽子，齋藤 淳編著：歯科衛生ケアプロセス．東京：医歯薬出版，2，2007．
16）下野正基監修，佐藤陽子，齋藤 淳編著：歯科衛生ケアプロセス．東京：医歯薬出版，44-45，2007．
17）道脇信恵，緒方克也：児童および精神遅滞者における清潔の概念獲得に関する研究—第2報 精神遅滞者における清潔の概念形成について—．日本障害者歯科学会雑誌 1999；20（1）：21-30．

4 障害者施設・学校での指導

おぼえよう

①施設や学校において口腔保健指導を行うときは、対象者を把握し、そのうえで個別の対応が必要である。

②施設職員への歯科保健指導は、機能障害および知的障害者に対する生活援助という面からと、保健・衛生を確保するという両面から指導を行い、理解してもらうことが必要である。

③特別支援教育とは、幼児児童生徒一人一人の教育的ニーズを把握し、もっている力を高め、生活や学習上の困難を改善または克服するため、適切な指導および必要な支援を行うものである。

④特別支援教育では、これまでの特殊教育の対象となっていた幼児児童生徒に加え、限局性学習症（学習障害）〈LD〉・注意欠如多動症（注意欠陥多動性障害）〈ADHD〉・自閉スペクトラム症（自閉性障害）といった神経発達症（発達障害）も含めて、特別な支援を必要とする幼児児童生徒が対象である。

⑤歯科衛生士は、歯科医師と相談のうえ歯科健診に積極的に参加し、歯科保健の支援を行うことが望ましい。

1 児童生徒、施設利用者への指導

障害者施設や学校において、対象者に対する健康支援は、障害の種類により異なる。また、施設や学校での児童・生徒の置かれた環境や生活習慣を考慮した支援だけでなく、対象者に関わる人々や施設および学校などの組織に対する指導も必要である。

2006（平成18）年6月の学校教育法の改正[1]に伴い、2007（平成19）年4

第8章　障害者への歯科保健指導と管理

月から特殊教育を継承・発展させるものとして特別支援教育制度が始まった。そのなかで、これまでの養護学校や聾学校、盲学校に代わるものとして特別支援学校が創設されたが、対象者となる子どもの障害の種類は、基本的には養護学校、聾学校、盲学校と同じで、知的障害、聴覚障害、視覚障害、肢体不自由、病弱である。特別支援学校における障害児教育現場では、教育指導方法として個別の指導計画が実施され、各個人に対する教育が実施されている。口腔保健指導に対しても、集団指導より個人指導が必要である。つまり、個別の口腔衛生管理の方法や問題点について指摘し、本人だけでなく、学校や保護者および施設職員に対し、専門的なアドバイスをすることが重要である。

特別支援学校

　まず、障害者施設においては、施設におけるかかりつけ歯科医師の指導のもとに積極的な取り組みを行うことである。また、障害者施設においては歯科衛生士が勤務している場合は、かかりつけ歯科医師と協力して、施設職員に対して、歯科保健の重要さの理解や介助歯磨きなどの援助技術向上のための指導をしたり、直接対象者に対して、介助歯磨きや歯磨きの自立に対する訓練などを行う場合もある。このとき、対象者の精神発達状態を把握したうえで、指導するのか習慣化（習慣獲得）するのかについて判断し支援する必要がある。また、特別支援学校現場では、歯科衛生士は勤務していないため、学校歯科医の指導のもとに、教職員に対して歯科保健指導や介助歯磨きなどの援助技術に対する指導が必要である。

障害者施設

歯科保健指導

❷ 施設職員への歯科保健指導

　施設職員の口腔保健についての知識や認識には、個人差があったり、取り組み方が違ったりする場合がある。また、施設では勤務体制による障害者に対する介助などの担当交代もあるため、

表1　歯科保健の内容

1. 口腔保健について
2. 清潔・予防について
3. 歯磨き指導・方法について
4. 食生活指導について

障害者に対する介助方法が一定でない場合が多い。たとえば、担当者によって歯磨き介助の仕方などが違う場合がある。そこで、職員に対する歯科保健指導が必要となる。まず、いくつかの手法を用いて通常の歯科保健指導（表1）を行う。そして、障害者と歯科保健との関係や意義について理解してもらい、歯科からみた障害者の生活支援としての口腔清掃方法を指導する。

　また、職務としての口腔清掃の重要性については、機能障害および知的障害者に対する生活援助という面からと、保健・衛生を確保するという両面から指導を行い、理解してもらうことが必要である。さらに、このような生活支援を日常業務のなかで維持するということの必要性について、認識してもらうことが重要である。

❸ 特別支援教育と歯科衛生士

　障害者に対する特別支援教育は、障害のある幼児児童生徒の自立や社会参加に向けた主体的な取り組みを支援するという視点に立ち、幼児児童生徒一人一人の教育的ニーズを把握し、その持てる力を高め、生活や学習上の困難を改善または克服するため、適切な指導および必要な支援を行うものとされている[2]。

　また、特別支援教育では、これまでの特殊教育（盲・聾・養護学校・特殊学級・通級による指導）の対象となっていた幼児児童生徒に加え、限局性学習症（学習障害）〈LD〉・注意欠如多動症（注意欠陥多動性障害）〈ADHD〉・自閉スペクトラム症（自閉性障害）といった神経発達症（発達障害）も含めて、特別な支援を必要とする幼児児童生徒が対象となっている[2]。文部科学省初等中等教育局長通知では、市町村の教育委員会が特別の事情があると認める場合を除き、障害の重い子どもは特別支援学校で、軽い子どもは小学校や中学校の特別支援学級、通級による指導または通常の学校で留意して教育することになっている[3]。

　特別支援学校には、学校歯科健診が義務づけられており、学校歯科医によって歯科健診がなされている。歯科衛生士は、歯科医師と相談のうえ歯科健診に積極的に参加し、歯科保健指導を行うことが望ましい。指導時は、児童や生徒についての多くの情報をもっている特別支援学校の担任や養護教諭と事前に打ち合わせを行い、実施する。

（筒井　睦）

特別支援教育

特別支援学校
特別支援学級

引用文献

1）学校教育法等の一部を改正する法律 第1条，平成18年6月15日公布.
2）姉崎洋一ほか：特別支援教育を推進するための制度の在り方について. 解説教育六法編修委員会編：解説教育六法 平成25年版. 東京：三省堂，1064，2013.
3）文部科学省：障害のある児童生徒の就学について，文部科学省初等中等教育局長通知. http://www.mext.go.jp/b_menu/hakusho/nc/t20020527001/t20020527001.html（2013年7月25日参照）

5 障害者施設の歯科管理

おぼえよう

①障害者施設では他職種と情報共有を行うために、歯科だけでなく医学的・福祉的知識が必要である。
②日常生活の場で得られる情報（ブラッシング、食事など）を整理して、患者の歯科健康管理の立案・実施に役立てる。

障害者施設は知的障害、身体障害、精神障害などを有する幅広い年齢層の患者が利用している。これらの施設利用者が歯科管理の対象となる。障害者施設における歯科衛生士の主な役割は、日常生活における口腔健康管理である。

1 口腔健康管理と歯科衛生士

口腔健康管理は口腔機能管理、口腔衛生管理、口腔ケアからなり、歯科衛生士は専門的知識と技術を提供する。施設においては、口腔衛生管理に対する支援を行う場合が多い。また、日常のケアのひとつとして口腔ケアを他職種と協働して行う。施設職員との患者情報の共有は、口腔健康管理を行ううえで重要である。このために他職種と情報共有する際の共通言語として医学的知識や福祉的知識が必要となる。

2 障害者施設での指導

障害者施設は、利用する患者にとって日常生活の場となる。病院や診療所と違って種々の制限があるが、日常生活の活動や行動のなかから診療室ではみられない情報を得ることができるメリットがある。また、患者のブラッシングや食事の状況、施設職員が行なっている口腔ケア等を実際に観察して、その場で検討ができるので、個々の患者の状況に合ったケアの方法などの保健指導が可能である。

（久保田智彦）

引用文献
1）日本歯科学会：「口腔ケア」に関する検討委員会答申書，2015.

5．障害者施設の歯科管理

やってみよう

以下の問いに○×で答えてみよう（解答は巻末）

1. 口腔ケアは、QOLの向上を目指している。
2. バイオフィルムは、細菌の侵入を防ぐ役割がある。
3. 自浄作用とは、自身の努力で口腔の汚れを落とすことをいう。
4. 食物残渣の増加は、口腔周囲筋の筋力低下と関係する。
5. 障害者では、歯ブラシの柄は太めのほうが握りやすい。
6. 知的障害者の歯磨きは、長時間集中させるとよい。
7. 自閉スペクトラム症（自閉性障害）者の歯磨きは、具体的な目標を一つ決めるほうがよい。
8. 自閉スペクトラム症（自閉性障害）者の協力性を上げるには、絵カードが有効である。
9. 脳性麻痺の歯磨きは、電動歯ブラシが効果的である。
10. 脳性麻痺者へのブラッシングでは、口腔内の過敏にも注意する。
11. 視覚障害者の歯磨きは、絵カードを用いるとよい。
12. 視覚障害者でもプラーク付着状態は十分に確認できる。
13. 精神障害者の歯磨きは、唾液分泌を確認するとよい。
14. 認知症患者へのブラッシングには、自尊心を傷つけない配慮が必要である。
15. 神経発達症（発達障害）者の歯磨きは、集中して短時間に行うのがよい。
16. 知的障害の程度は、療育手帳に記載される。
17. 療育手帳の等級のB1は、最重度を意味する。
18. 歯科衛生過程とは、科学的根拠を基に論理的に歯科衛生業務を展開する方法である。
19. バイタルサインは、主観的情報の一つである。
20. 主訴は客観的情報の一つである。
21. 絵カードによる支援は、自閉スペクトラム症（自閉性障害）児に適している。
22. 特別支援学校での歯科保健指導は、個人指導を重視する。
23. 歯科衛生アセスメントでは、歯肉出血についても確認する。

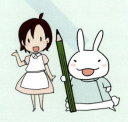

第8章 障害者への歯科保健指導と管理

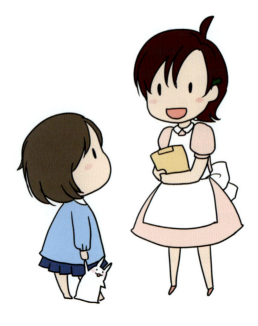

第9章
障害者への機能訓練

1. 摂食機能療法（摂食嚥下リハビリテーション）
①間接訓練
②直接訓練

2. 言葉の障害と機能訓練
①言葉の役割
②いろいろな言葉の障害と機能訓練

障害者歯科の現場から
・言語障害のある患者に行ういろいろな検査
・発達検査と知能検査

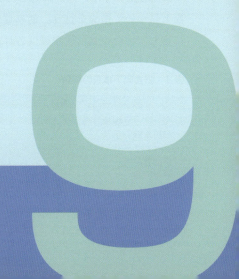

1 摂食機能療法（摂食嚥下リハビリテーション）

おぼえよう

①摂食嚥下リハビリテーションを遂行していくうえでは、口腔・咽頭領域の解剖学および生理学を熟知しておくことが重要である。

②それぞれの訓練法の目的を理解し、個々の能力に応じた訓練法を選択する必要がある。

　摂食機能療法は、食べるとむせてしまう、噛まないで丸飲みしてしまう、チューブで栄養を摂取している、誤嚥性肺炎を繰り返すなどの個々の患者の症状に対応した診療計画書に基づき、上手に安全に食べることができるように訓練指導を行うことである。発達期においては、脳性麻痺を代表とする身体障害、知的障害、自閉スペクトラム症（自閉性障害）、ダウン症候群などの各症候群、成人期や高齢者においては、脳血管疾患や神経難病などの中途障害、口腔・咽頭領域の腫瘍術後および認知症の高齢者などに対し行われる。

　摂食機能療法の実際においては、まず、全身状態や疾患および障害の状態を把握したうえで、反復唾液嚥下テスト（RSST）、改訂水飲みテストなどのスクリーニング検査を行い、必要に応じて嚥下造影検査や内視鏡検査などの精密検査を行う（表1）。さらに、実際に食物を摂取している様子を観察し、評価を行う。そして、これらの結果に基づき、適切な診断をし、訓練指導内容の立案を行うことが重要である。

　摂食機能療法には、食環境指導、食内容指導および摂食機能訓練がある。

　食環境指導では、それぞれに応じた食具の選択や摂食姿勢の改善を行う。摂食姿勢については、頸部角度や体幹角度を調整することで高齢者に誤嚥やむせに改善が認められたとの報告もある。

　食内容指導では、機能に適した食形態の調理法や栄養摂取量、必要な水分量などについて指導を行う。刻み食やハサミで大まかな大きさに切るなどの機能に適していない食形態が提供されていることも多く、近年ではソフト食の概念

表1　摂食嚥下検査の種類

スクリーニング検査	精密検査
・RSST（反復唾液嚥下テスト） ・改訂水飲みテスト ・フードテスト ・頸部聴診法 ・構音検査 　など	・嚥下造影検査（VF） ・嚥下内視鏡検査（VE） ・超音波検査（US） ・筋電図検査 　など

が生まれ変化しつつあるものの、使用する食材や加工方法など細やかな指導が必要となる。

摂食機能訓練法には、食物を用いない間接訓練と、実際の食物を用いて行う直接訓練がある。食環境および食内容に十分に配慮したうえで、個々に適した指導訓練法を選択することが重要である。以下では、摂食機能訓練法について述べる。

摂食機能訓練法

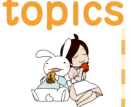

topics

摂食機能療法
摂食機能療法は単一職種で行うものではなく、多職種が連携して進めていかなくてはならない。それぞれの専門分野の知識を生かしながらアプローチすることが重要である。

1 間接訓練

間接訓練とは、食物を用いない訓練のことをいう。摂食嚥下に関係する器官の運動性や協調性の改善をはじめとし、経口摂取に必要な機能を準備する。危険性が低く、重度の摂食嚥下障害、急性期にも行うことができる。また、早期から始めることで、拘縮や筋萎縮・廃用性機能低下などの予防にも効果的であり、摂食嚥下障害に対する訓練のほぼ全期間に実施できる。

1) 頸部ROM（可動域）体操

頸部の屈曲・伸展の可動域制限は食道入口部の開大や嚥下運動を困難にし、誤嚥の危険性を増大させる。頸部のROM体操は、摂食嚥下機能に必要な頸部の筋肉をストレッチすることにより、直接訓練の際の頸部の前屈位保持、横向き嚥下やうなずき嚥下などの動きが円滑となる。

ROM
range of motion. 身体の可動域をいう。

2) 呼吸訓練

嚥下と呼吸には密接な関連があり、協調に不全を認めると誤嚥や窒息の危険性が増す。呼吸訓練を行うことにより、この協調を促すことができることと、排出力の向上により、安全を確保できる。腹式呼吸や胸郭可動性の改善のほかに、鼻咽腔閉鎖の強化や口唇の訓練および肺機能強化のために、ブローイング訓練や口すぼめ呼吸がある。

ブローイング訓練
口すぼめ呼吸

3) 声門閉鎖訓練（声帯内転運動）

声帯の閉鎖が不十分である場合に、声門の閉鎖機能、軟口蓋の筋力強化および呼気圧の上昇による咽頭残留物の除去が目的である。立位のときは、手で壁を押したり、坐位の場合は椅子の下を持って引き上げ、「ア」「エイ」などの母

声門閉鎖訓練

音を発声する。

4) 脱感作療法

極端な感覚刺激体験の不足や過剰で不適切な刺激が繰り返し与えられた場合、身体に触れられたときに全身に力が入ったり、泣きだしたり、触れられた皮膚の表面がひきつるなど、過敏症状を認めることがある。脱感作はこの過敏症状を除去する方法で、末端から口腔に向かって触覚刺激を与えていく。口腔内に行う場合は、不潔な状態では適切な感覚刺激が得られないため、口腔ケアを事前に行うことも必要である。

過敏

口腔ケア

5) 筋機能訓練
(1) 舌訓練

嚥下時の舌突出や舌の挙上不全、咀嚼時に舌が側方運動を行わないなどの運動制限を認める場合に行う。方法には、能動的に行うもの（図1）と受動的に行うものがある（図2）。受動的な方法では、口内法と口外法がある。

舌訓練

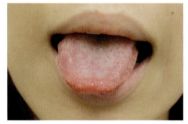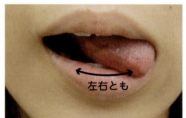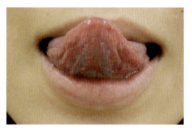

図1　舌訓練（能動的刺激法）

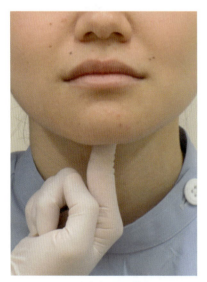
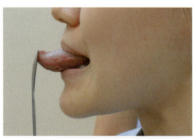
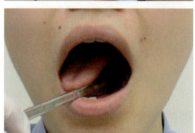

図2　舌訓練（受動的刺激法）

（2）口唇訓練

口唇閉鎖不全や捕食機能不全のある場合に行う口輪筋のストレッチ運動である。能動的に行う場合には、「イー」や「ウー」の動きで大きく口唇を動かして行わせる（図3）。受動的に行う場合は、上下の口唇を2つに分けて、口唇をつまむ（上唇は3つに分けて）、膨らます、縮める、押し下げる方法を行う（図4）。

（3）頬訓練

頬の機能不全により、口腔前庭に食物残渣がみられる場合に行う。頬を膨らませたり、もみほぐすなど、頬筋のストレッチ運動である（図5）。

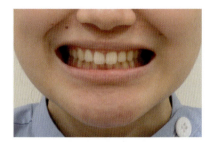

図3　口唇訓練（能動的刺激法）

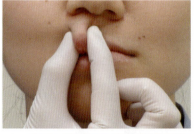
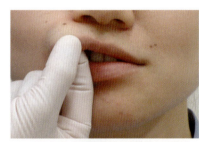
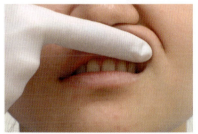
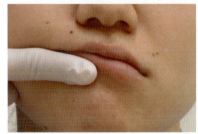

図4　口唇訓練（受動的刺激法）

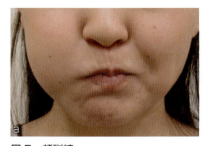
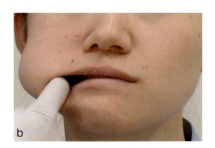

図5　頬訓練
a：能動的刺激法、b：受動的刺激法。

6）嚥下促通訓練

　嚥下促通訓練は、嚥下反射の誘発や、嚥下時の喉頭挙上の改善を目的とした訓練である。方法には、ガムラビング、嚥下促通手技、メンデルゾーン手技がある。

（1）ガムラビング

　前歯部から臼歯部に向かって歯肉をリズミカルにこすり、自己唾液を嚥下させる。口腔内の感覚機能を高め、唾液の分泌を促し、嚥下機能を獲得させる。

（2）嚥下促通手技

　嚥下筋群への知覚入力で嚥下反射を誘発させる。嚥下反射が誘発されにくい場合や連続して誘発されない場合に行う。方法は、甲状軟骨部から下顎下面にかけて指で上下に摩擦刺激を繰り返し、空嚥下を行わせる。

（3）メンデルゾーン手技

　食道入口部の開大が不良な場合に、嚥下時の食道入口部の開大を目的として、甲状軟骨を手で押さえて最も挙上した状態で数秒間とめておく方法である。

7）その他の訓練

（1）寒冷刺激法（thermal tactile stimulation）

　嚥下反射がない、もしくは減弱している場合に、嚥下反射を惹起させることを目的に行う訓練法である。凍らせた綿棒などを用いて、嚥下反射誘発部位である前口蓋弓や舌根部や咽頭後壁を刺激する（図6）。

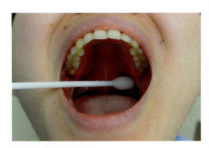

図6　寒冷刺激法

（2）構音訓練

　嚥下機能と構音機能は同じ器官が担っているため、嚥下障害者では構音障害を合併していることが多い。構音は音を用いるため、フィードバックしやすい利点がある。口唇の強化には、「イー」「ウー」「パ」、舌の動きの強化には「タ、カ、ラ」、軟口蓋の動きの強化には「アー」など、構音点を利用し発声することによって筋力強化を図る。

（3）頭部挙上訓練（Shaker exercise）

　食道入口部の開大不良や前頸筋群の筋力低下の改善を目的として、仰臥位の状態で頭部とつま先を挙上して、つま先を見る状態を保つ。これらを数回繰り返す。

（4）バルーン拡張法

　食道入口部の開大不全や狭窄部をバルーンで拡張する手技である。経口的にカテーテルを挿入して膨らませ、狭窄部で加圧により膨らませたり縮めたりしながら機械的に拡張させる。

（5）咀嚼訓練

丸飲みしてしまう、咀嚼する回数が少ないなどの場合に行う訓練法である。咀嚼ができない人を対象とするため、噛んだ際に切れて口腔内に食物が残ってしまわないような、スルメやビーフジャーキーなどの弾力のある食材を用いて行う。方法は臼歯部上にこれらを入れ、頰粘膜と舌縁で保持をしながら下顎の臼磨運動を引きだす（図7）。

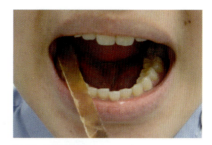

図7　咀嚼訓練

> **MEMO**
> **寒冷刺激法とアイスマッサージ**
> 摂食機能療法に関する図書や論文に「アイスマッサージ」という文字をよく見かけるが、thermal tactile stimulation の原法では軟口蓋のみの冷圧刺激であるのに対し、舌根部や咽頭後壁まで冷刺激する方法をアイスマッサージという。

アイスマッサージ

2 直接訓練

直接訓練は、実際に食物を用いて行う訓練のため、疾患や身体の状態を十分に把握したうえで行う必要がある。そのため、適切な摂食姿勢や適した食物形態の選択にも十分配慮することが大切である。また、間接訓練と併用して行うことによって効果が増す。

1）味覚刺激訓練

下唇の内側粘膜に味覚刺激を与え、粘液腺からの唾液に味物質が溶解して口腔内に味覚が広がるのを下顎介助した状態にて待つ。徐々に刺激唾液が分泌され、嚥下反射が誘発される。味覚刺激からの嚥下のメカニズムの構築に役立つうえ、安全性が高いため経口摂取を開始するときには有用である。

2）顎介助下の嚥下訓練

嚥下時に舌が突出してしまうなどの異常嚥下癖や頸位の安定が得られない場合に、介助者の手や指により顎の閉鎖を促し、随意的な舌の上下の運動を促す方法である。介助には、前方、側方、後方がある（図8）。

嚥下訓練

3) 捕食訓練、前歯咬断訓練

　食物の性状や量などを感知するのは、口腔の前方部に位置する口唇、歯、舌、口蓋前方部などで行われる。そのため、上下の口唇で食物を取り込ませたり、前歯で噛み切ることによって、口腔の機能を適切に発揮することができる。上唇が反転していて、下りてこない場合には介助して口唇閉鎖を促す（図9）。

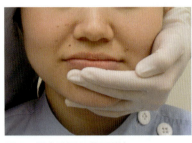

図8　顎介助下の嚥下訓練

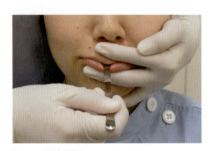

図9　捕食訓練

4) 水分摂取訓練

　水分は流動性が高く、認知から口腔機能を惹起するまでに時間が少なく、むせたり、こぼれたりする場合がある。そのため、介助者による口唇介助と顎介助を行いながら水分が流入する量とスピードを学習させる。その際、はじめは連続飲みができないため、ティースプーンや幼児用スプーンなど少ない

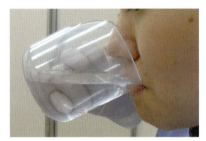

図10　水分摂取訓練

量から学習していく。徐々にレンゲやカレースプーンなど量の多いところから自分の適正量をすする練習をし、最終的にはコップや椀など多量の水分から連続したすすりができるようにする（図10）。

5) 意識嚥下・努力嚥下（think swallow, effort swallow）

　嚥下の際に注意を払い、意識を集中して嚥下する方法である。鼻から息を吸い、呼吸を止めたうえで意識を集中して嚥下を行う。嚥下したあとに、呼気をさせる方法である。

6) 複数回嚥下（多数回嚥下）

　嚥下を行ったあとに空嚥下を複数回行う。咽頭の残留の除去に有効であり、健常者でもこれを行うことがある。

7) 交互嚥下

　固形物（半固形物）と液体を交互に嚥下する方法であり、口腔残留や咽頭残

留の除去に有効である。また、使用する液体でむせがある場合には、少量にするかとろみをつけて対応する。べたつきのある物とゼリーの交互嚥下もある。

8) 横向き嚥下

麻痺がある場合、麻痺側に応じて右下あるいは左下を向いた状態で嚥下する方法である。食塊が麻痺側を通ることなく嚥下できるようにする。頸部を回旋することによって、伸展した側の咽頭の蠕動運動（ぜんどう）の強化や上食道括約筋（かつやくきん）が開きやすくなり通過がよくなる。

9) 息こらえ嚥下

嚥下時に声帯あるいは声帯上部における気道の閉鎖を意識的に強化する方法である。吸気後に息こらえを強くしながら、嚥下し、その直後に意識的に強い息や咳をするよう指導する。

10) うなずき嚥下

喉頭蓋谷（がいこく）に食物が残留してしまう場合に、頸部を後屈させることにより喉頭蓋谷が狭くなり、残留物を後方に押し出したあと、頸部を前屈して空嚥下をすることで残留物を除去する方法である。

11) 装置を用いた指導

その他、歯科領域からのアプローチとして舌接触補助床（ぜつせっしょく ほ じょしょう）（PAP）や嚥下補助床を用いる場合がある。たとえば、舌が口蓋に接触する機能が低下している場合など、口蓋に床を装着し機能訓練を行うことで改善を図る。

（野本たかと）

参考図書

A) 金子芳洋, 向井美惠, 尾本和彦：食べる機能の障害—その考え方とリハビリテーション. 東京：医歯薬出版, 1987.
B) 向井美惠, 山田好秋編：歯学生のための摂食嚥下リハビリテーション学. 東京：医歯薬出版, 2008.
C) 金子芳洋, 千野直一監修：摂食嚥下リハビリテーション. 東京：医歯薬出版, 1998.

2　言葉の障害と機能訓練

> **おぼえよう**
> ①言葉は大きく「理解言語」（理解する言葉）と「表出言語」（話し言葉）に分けられる。
> ②言葉の障害とその訓練にはさまざまなものがある。

1　言葉の役割

1）言葉とは

　言葉はコミュニケーションの道具である。また言葉は、物事を考える、理解する、感じたことを表現する道具でもある。言葉は大きく「理解言語」（理解する言葉）と「表出言語」（話し言葉）に分けられる。「理解言語」は話したいことの中身を脳で考える言語、相手の話を理解するための言語であり、「表出言語」は音声を手段として用いる話し言葉である。

　さらに、言葉の機能は以下のようにも分けられる。
　①思考の道具
　②コミュニケーションの道具
　③人を動かす道具
　　例）「おんぶ」と言うことによって、お母さんにおんぶしてもらえる。
　④感情の表現
　　例）自分の気持ちを抑揚や語調によって表す。
　⑤自分の存在を知らせる
　　例）子どもが「ママ」と呼びかけることで、自分はここにいるという意を表す。

理解言語
表出言語

 MEMO

言語聴覚士
言語聴覚士（ST：speech-language-hearing therapist）とは、「厚生労働大臣の免許を受けて、言語聴覚士の名称を用いて、音声機能、言語機能又は聴覚に障害のある者についてその機能の維持向上を図るため、言語訓練その他の訓練、これに必要な検査及び助言、指導その他の援助を行うことを業とする者」をいう（言語聴覚士法第二条）。

言語聴覚士

❷ いろいろな言葉の障害と機能訓練

　言葉の障害にはさまざまなものがある。言葉の障害の種類によって症状や程度には違いがみられる。言葉の障害に対しては、言語聴覚士が検査を行い、指導や訓練を行う。

1）聴覚障害（聾、難聴）

聴覚障害

・症状

　聴覚障害とは、聴覚機能に何らかの支障をきたしている状態で、感音性（音を感じない）と伝音性（音が伝わらない）がある。聴覚に障害が起きると、音や言葉が聞こえにくくなる。聴覚障害がある人は、補聴器や人工内耳を装用することでコミュニケーションの助けとしている。

感音性
伝音性

・指導・訓練

　補聴器を装用した場合は補聴器装用に慣れること、音や話し言葉を聴きとる訓練、手話によるコミュニケーション訓練や読話（相手の言葉や話を口の動きから読みとり、理解する）を併用した訓練を行う。

2）言語発達障害

言語発達障害

　言語発達障害とは、何らかの原因によって言葉の発達が阻止された状態で、聴覚および視覚障害などによる言葉の入力系の障害、知的障害や神経発達症（発達障害）などによる言葉の遅れ、構音障害など言葉の出力系の障害、環境・心理的問題による言葉の発達の遅れなどがある。

（1）知的障害による言葉の障害

知的障害

・症状

　知的障害があると、言葉の理解や話し言葉の発達に遅れがみられる。また、口唇や舌の運動の発達にも遅れがみられることがあり、発音の不明瞭さをもつ場合がある。

・指導・訓練

　言葉の障害への指導は、発達全体に対する支援と言葉に焦点を当てたものがある。発達全体に対する支援としては TEACCH プログラムがあり、言葉に焦点を当てた指導としては、ごっこ遊びなどの象徴遊び、伝達場面設定型指導などを行う。

（2）神経発達症（主に自閉スペクトラム症）による言葉の障害

神経発達症

・症状

　自閉スペクトラム症（自閉性障害）は、相手との意思疎通に必要な言葉の発達やコミュニケーションの道具としての言葉の発達に遅れや歪みがみられる。また、知的障害を伴う場合は、知的障害による言葉の理解と話し言葉の発達に遅れがみられる。

・指導・訓練

　TEACCH プログラムを基にした言葉の意味理解の促進、PECS（picture exchange communication system：絵カード交換式コミュニケーション・システム）によるコミュニケーション行動の形成など。

（3）脳性麻痺、口蓋裂および類似疾患による言葉の障害

脳性麻痺
口蓋裂

・症状

　脳性麻痺の運動障害により話し言葉の発達に遅れがみられ、知的障害を伴う場合は言葉の理解の発達に遅れがみられる。口蓋裂およびその類似疾患は先天的な形態異常であり、哺乳障害、発音の不明瞭、話し言葉の遅れがみられる。

・指導・訓練

　脳性麻痺に対しては、呼吸・発声改善のための訓練、摂食指導、発語器官の機能訓練、構音訓練、AAC（augmentative & alternative communication：補助代替コミュニケーション）を使ったコミュニケーション手段の獲得のための訓練を行う。

3）失語症・高次脳機能障害

失語症
高次脳機能障害

・症状

　失語症は、大脳の言語領域の損傷によって生じる後天的な言語機能障害であり、話す・聴く・読む・書くのすべての側面に障害がある。高次脳機能障害は、運動麻痺や感覚・知覚障害では説明できない言語、動作、認知、記憶などの障害を指し、大脳病変によって起こることが多い。

・指導・訓練

　訓練は、心理・社会面の援助、実用的コミュニケーションの援助、言語機能回復に対する援助を行う。

4）音声障害

音声障害

・症状

　声の強さ、高さ、質および持続の異常であり、発症の原因によって器質的音声障害と機能的音声障害がある。

・指導・訓練

　声をできるだけ使わない声の安静、発声に関する注意事項を指導する声の衛生、発声様式を変容させる発声訓練などがある。また、喉頭癌などで喉頭摘出後、食道発声、電気式人工喉頭、笛式人工喉頭などを使用し発声訓練を行う。

5）構音障害

構音障害

・症状

　作り出された音が習慣的に誤ってしまい、言葉そのものに聞き手の注意がひかれてしまう状態で、機能性構音障害、器質性構音障害、運動障害性構音障害がある。

・指導・訓練

　獲得させる音を聴かせたり音の出し方を観察、模倣させる、また、訓練者が患者の器官に触れ、部位や位置を示し音を出す動作を補うことで正しい音の獲得の誘導を行う。音が獲得されたら単語、文章、会話のレベルへと応用させていく。構音障害がある患者の保護者に対しては、家庭での練習、患者への接し方、保護者の不安や悩みに対する援助を行う。

> **MEMO**
>
> **構音**
> 「構音」とは、構音器官（口唇、歯、舌、口蓋等）を適切に運動させて音を作り出すことである。「発音」と同義である。日本語の音は、母音のみ（あいうえお）と母音と子音が組み合わさってなっており、構音障害の場合は子音が障害されている場合が多い。構音障害の型には主に省略（みかん→みあん）、置換（みかん→みたん）、歪み（正しい音ではないが類似した音であり、日本語語音として表示できない）がある。

6）小児期発症流暢症（吃音(きつおん)）

・症状

　音の「繰り返し（連発）」「引き伸ばし（伸発）」「阻止（難発）」その他、いわゆる吃音症状が習慣化し、発話の流暢(りゅうちょう)性が損なわれる状態である。

・指導・訓練

　流暢性を促進するための直接的な言葉の訓練、幼児に対しては遊びを取り入れた間接的な治療、患者本人に対するカウンセリング、患者を取り巻く環境の調整として対応の仕方の指導や両親に対する養育方針の指導を行う。

（西﨑智子）

> **MEMO**
>
> **緘黙(かんもく)**
> 広義には言葉を発しない状況をさし、カナー（Kanner L）はその原因として6つを挙げている。すなわち、①小児分裂症、②幼児自閉スペクトラム症（自閉性障害）、③重度の知的欠陥によるもの、④聾唖(ろうあ)など身体障害によるもの、⑤ヒステリー性のもの、⑥心因性のものである。狭義には、このうちの心因性緘黙をさし、生起する場面によって全緘黙と選択性（場面）緘黙に分類される。原因としては不安から生じる防衛機能、自我防衛反応であるとする見方が強い。いずれにせよ、他人との言語的コミュニケーションをもとうとしない点で、かなり重大な社会的不適応の1つである。しかも多くの場合、治癒までに時間がかかる。

引用文献

1）中川信子：言葉をはぐくむ―発達に遅れのある子どもたちのために．東京：ぶどう社，1986．
2）伊藤元信，笹沼澄子編：新編 言語治療マニュアル．東京：医歯薬出版，2002．
3）田口恒夫編：新訂 言語治療用ハンドブック．東京：日本文化科学社，1996．
4）内山喜久雄監修：言語障害辞典．東京：岩崎学術出版社，1994．
5）石部元雄ほか編：心身障害辞典．東京：福村出版，1981．

障害者歯科の現場から

言語障害のある患者に行ういろいろな検査

西﨑智子（児童発達支援センター joy ひこばえ 副施設長）

それぞれの言語障害の特徴にあった検査

　言語障害のある患者に対し、訓練や指導を行うにあたって、言語聴覚士はいろいろな検査を行います。検査を行うことで、患者の障害の有無や障害の程度を知ることができます。また、言語障害の背景にあるものを探り、言語訓練計画の参考や指針とします。

　聴覚障害（聾、難聴）のある患者に対する耳の聴こえの検査は、決められた音や単語などを聴き取ることで、難聴の有無や難聴のレベル、聴こえの障害の状況を評価することができます。知的障害による言語障害のある患者には、知的発達の程度をみるために、田中ビネー知能検査Ⅴ、WISC-Ⅳなどの知能検査や、遠城寺式乳幼児分析的発達検査法、新版K式発達検査2001などの発達検査を行います。神経発達症（主に自閉スペクトラム症）による言語障害の患者には、発達全体を評価する検査（CARSなど）を行います。脳性麻痺による言語障害の患者には、呼吸や発声の検査、口腔の過敏さや口腔反射、摂食機能などの口腔機能の検査、顔面、下顎、歯列、咬合、硬口蓋、軟口蓋、舌などの発語器官の形態と機能の検査、構音検査を行います。口蓋裂および類似疾患の患者に対しては、鼻、口唇、舌、歯、硬口蓋、軟口蓋などの発語器官の形態と機能の検査、鼻咽腔閉鎖機能に関する検査、構音検査を行います。

　失語症の患者には、失語症の有無や症状の重症度、または、話す・聴く・読む・書くの、どの側面にどの程度の障害があるのかを評価するための検査（標準失語症検査など）を行います。高次脳機能障害では、知的発達の評価のための知能検査、認知症の有無やレベルを評価する検査、記憶能力を調べる検査などを行います。音声障害のある患者に対しては、声を対象とする検査と発声機構に関する検査があり、喉頭（声帯）の視診、内視鏡検査、声帯振動の検査などがあります。構音障害の患者には、構音障害の有無や構音の状態を評価する構音検査のほか、文章を復唱させたり音読させて行うものや、身近な話題を話す会話構音検査などを行います。吃音の患者に対しては、日常生活（くつろいだ雰囲気）での談話状態を調べたり、吃音症状になる音の種類や出現の特徴を評価するなどの検査を行います。それぞれの言語障害の特徴にあった検査を行うことで、患者に関わる私たちはより深く細かく患者の状態を知ることができ、よりよい訓練や指導を行うことにつながります。

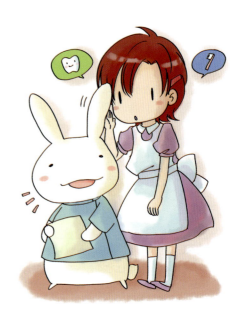

発達検査と知能検査

西﨑智子（児童発達支援センター joy ひこばえ 副施設長）

発達と知能

　発達（development）とは、心理学においては、一般に受精から死に至るまでの人の心身、および、その社会的な諸関係の量的および質的変化・変容をいいます。医学、特に小児科学における発達とは、機能的な成熟のこと（別称で発育ともいいます）であり、物的な成熟である「成長」と対比しています。身長や体重が大きくなることは成長といい、言葉や運動を覚えることを発達といいます。知能（intelligence）とは、新しい場面に適応するために、過去に習得した経験を効果的に用いていく能力のことです。人間の認識能力の意味を表すラテン語（intelligentia）に由来します。

　発達検査は、それぞれの子どもの精神発達の程度を、基準になる水準と比較して測定する尺度のことであり、その結果から、発達年齢（DA）や発達指数（DQ）を求めることができます。知能検査は、知能水準を測定するための検査法であり、実際の年齢である生活年齢（CA）と結果から算出する精神年齢（MA）を用いて、知能指数（IQ）の値を出します。発達検査や知能検査を実施することは手段であって目的ではありません。

遠城寺式乳幼児分析的発達検査法

　発達検査の代表的なものに、遠城寺式乳幼児分析的発達検査法があります。この検査は、０か月から４歳７か月までの乳幼児の発達を３つの分野（運動、社会性、言語）ごとに評価し、発達上の特徴を明らかにすることができます。この検査の主な特徴は、移動運動、手の運動、言語、情緒、知的発達、社会的発達の各機能を分析的に評価できる、０歳児から使用できる、検査法が簡便で、短時間で検査できる、といったことがあります。

田中ビネー知能検査Ⅴ

　知能検査の代表的なものに、田中ビネー知能検査Ⅴ（ファイブ）があります。この検査は、フランスの心理学者ビネーが1905年に作成したもので、２歳０か月から成人の知能を個別に検査し、全般的な知能発達水準を測定し、知能障害の診断および指導に役立てることができます。田中ビネー知能検査Ⅴの特徴は、知能は常識的にものごとを理解し、判断するなどの精神機能に現れると考え、一般的知能を測定します。検査問題は多種多様で、単語の知識、文章の完成、直接記憶、道徳的判断など多くの質問から構成されています。

　ここで田中ビネー知能検査Ⅴの問題をいくつか紹介します。２歳級の問題では「語彙」（絵カードを見せて絵の名称を言う）、３歳級では「物の定義」（その物について言葉で説明する）、５歳級では「数概念（10まで）」（問われた数の積木を取り出す）などがあり、合格基準をクリアした問題数から発達段階の年齢（精神年齢）を出し、被検査者の実際の年齢（生活年齢）とともに知能指数（IQ）を算出します。この検査は、全国的に、療育手帳の取得、就学相談、教育相談など、さまざまな分野で幅広く活用されています。

第9章　障害者への機能訓練

やってみよう

以下の問いに○×で答えてみよう（解答は巻末）

1. 嚥下造影検査をVF検査という。
2. RSSTとは、改訂水飲みテストのことをさす。
3. 摂食機能療法には、食環境指導、食内容指導、摂食機能訓練の3つがある。
4. 間接訓練とは、スプーンなどから間接的に食事を摂る方法である。
5. ROMとは、range of motionの略である。
6. 脱感作とは、感覚が鈍麻な患者に対して行う。
7. 筋機能訓練は、動く部位にだけ行う。
8. 嚥下促通訓練には、ガムラビングが含まれる。
9. Shaker exerciseでは、食道入口部の開大が期待される。
10. 直接訓練では、実際の食物を用いて行う。
11. 交互嚥下は、食物と空気を交互に飲み込む。
12. 歯科からの摂食嚥下障害のアプローチに、舌接触補助床がある。
13. 言葉は、理解言語と表出言語に分けられる。
14. 言語聴覚士の略号はPTである。
15. 聴覚障害には、感音性と伝音性の障害がある。
16. 言語発達障害の原因疾患に、知的障害がある。
17. 口蓋裂児には、話し言葉の遅れはまれである。
18. 失語症は、先天的な障害である。
19. 構音障害は、言語訓練が効果的である。
20. 吃音は、ストレス下で検査するほうがよい。

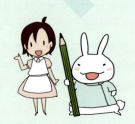

第10章
障害者歯科の予防処置

1．う蝕予防
①う蝕予防のホームケア
②シーラント処置の適応
③重症う蝕の原因

2．歯周病の予防
①歯科医師とのチームワーク
②障害と歯周病の関係
③歯周病の予防処置と管理
④歯周治療の限界

1 う蝕予防

おぼえよう

①障害者であっても、う蝕予防の方法は健常者と同じであり、可能なかぎりフッ化物などを応用して積極的に予防する。

②シーラントは、診断や術式を省略すると予後に影響し、予防効果がみられず、う蝕の原因となることがある。

③「障害」と「う蝕」の直接の関係はなく、障害者の能力および機能障害によって、二次的にう蝕が発生する。また、発生したう蝕は、さまざまな原因により重症化することがある。

1 う蝕予防のホームケア

1) フッ化物洗口剤やフッ化物配合歯磨剤

う蝕予防のホームケアとして使用できるフッ化物洗口剤やフッ化物配合歯磨剤（フッ化物濃度100～1,450ppm）などは、歯科医院で入手することができる。フッ化物配合歯磨剤は、フッ化物の種類や濃度、剤型が異なり、最適な使用方法（使用量、ブラッシングの時間、うがいの水量や回数）、また、使用後の唾液のクリアランスも個人によって大きく変動する。障害者でも予防方法は健常者と同じであり、家庭においても可能なかぎり、また、年齢や目的に応じて的確な指導のもとで積極的に応用すべきであるが、うがいができない障害者へは用いにくいため、配慮と工夫が必要である（図1）。

う蝕リスクの高い障害者は、家庭におけるフッ化物配合歯磨剤の使用と、歯科医院で行うフッ化物歯面塗布（フッ化物濃度9,000ppm）を組み合わせて予防することを勧めるとよい。また、フッ化物歯面塗布に使用する塗布剤は、ゲル、フォーム、溶液などの剤型のものがあり、歯ブラシや綿棒により塗布を行うが、フッ化物を吐きだすことができず嚥下してしまうことや、塗布剤の味を嫌がる場合があるので、行う際には十分な注意と配慮が必要である。

ホームケア
フッ化物洗口剤
フッ化物配合歯磨剤

クリアランス
唾液の量や性質の違いによる、使用後のフッ化物の口腔内保持時間。

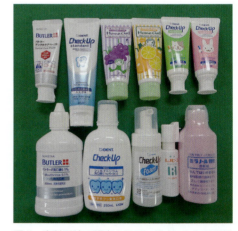

図1　歯科医院で販売されているホームケア用品

フッ化物歯面塗布
フッ化物を歯のエナメル質表面に直接作用させる方法で、歯科衛生士が行うことができる専門的なう蝕予防処置。

2) 口腔ケア用具について

家庭におけるブラッシングは、手用歯ブラシを用いて行うことが一般的であるが、近年は洗口剤や保湿剤などが普及しており、適切に組み合わせてブラッ

シングを行うことで良好な口腔内状態へ導くことができる。また、手用歯ブラシのみでは十分な清掃効果が期待できないことが多いので、さまざまな補助具を併用して磨くことで効果が上がることを介助者に説明し、理解を求める必要がある。しかし、介助者は、日常の障害者の世話をするだけで大変であるから、多くの補助具を勧めるのではなく、必要な物を見極めて勧めることが大切である（図2、3）。

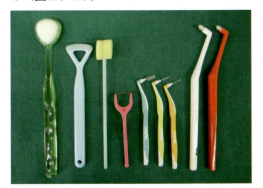

図2　清掃補助具（舌ブラシ、スポンジブラシ、デンタルフロス、歯間ブラシ、ワンタフトブラシ）
介助者は、障害者の日常の世話をするだけで大変である。必要な清掃補助具を見極めて勧める。

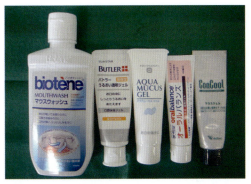

図3　洗口剤と保湿剤
歯ブラシで口腔清掃を行うとき、洗口剤を用いるとプラークの沈着や歯肉炎の予防効果がある。殺菌成分が配合されているので、歯磨きのあとに含嗽することができない場合は、綿棒やスポンジブラシで塗布して用いてもよい。また、口腔乾燥症がある場合には、保湿剤を用いて口腔粘膜を湿潤状態に保ってから口腔清掃をするように指導する。

❷ シーラント処置の適応

う蝕予防の方法として、シーラントを障害者に行うことの効果と適用は下記のことが考えられる。また、十分な効果を期待するためには正確な診断と術式、さらには正しい手順で行うことが原則である。また、シーラント処置を行ったあとも定期的な観察と管理が重要であり、適切に管理されれば咬合面で90％以上のう蝕予防が可能であることから、保護者に対してもその必要性や効果について説明し、理解を求めることが大切である。

> **シーラント**
> 臼歯部の裂溝などを物理的に封鎖する予防法。シーラント材の中に含まれるフッ化物が、再石灰化作用を促進する。

1）障害者へのシーラントの効果[1]
①ブラッシングが苦手で口腔ケアが困難な場合の知的障害者のう蝕予防
②複雑な咬合面の形態から発生するう蝕の予防
③障害と関連した平滑面の小窩（ピット）の封鎖
④初期のう蝕による脱灰面の平滑化

2）障害者へのシーラントの適応と留意点
①臼歯部咬合面の小窩裂溝の塡塞
　臼歯部萌出直後のシーラントが定着してきているが、患者の臼歯部における

裂溝の形態やエナメル質の成熟度、また、脱灰の程度を確認したうえで適応であるかどうかを判断することが重要である。また、初期う蝕の場合は裂溝の深さをみて判断するが、必要に応じて上顎の側切歯口蓋側面などに行うこともある。

②結節性硬化症などにみられる平滑面の小窩

結節性硬化症は、歯面にエナメル小窩がみられ、隣接面や平滑面のう蝕、歯頸部の歯肉炎の原因になりやすいが、平滑面の小窩のう蝕予防としてシーラントが適応となる場合がある。また、その他の症候群においても同様である。

シーラント

う蝕予防の方法としてシーラントは定着しているが、診断や術式を省略すると予後に影響し、予防効果がみられず、かえってう蝕の原因になることがある。シーラントを必要としない症例、あるいは困難な症例を下記に示す[2]。

- ダウン症候群にみられる浅くて閉鎖された裂溝
  裂溝の形態が浅かったり明確でないとき、強い摩耗がみられる場合はシーラントの必要がないことがある。
- アテトーゼ型の脳性麻痺のように咬耗が激しく、咬合面の裂溝がみえなくなるような症例
- 脳性麻痺で口が開かない、あるいは開口が困難な場合は、防湿下で行うことが原則であるシーラントを行うことは困難である。

3 重症う蝕の原因

重症う蝕
二次う蝕

「障害」と「う蝕」の直接の関係はなく、障害者の能力および機能障害によって二次的なう蝕（二次う蝕）が発生しやすいといえる。また、う蝕が重症化する原因としては下記の理由が考えられる。

- 障害者が健常者と同じように地域の歯科医院を受診したり、質の高い歯科医療を受けられる環境になく、障害者に対する予防知識や医療が普及していない場合、う蝕の発生と重症化がみられる。
- 知的障害者は、口腔の健康に関する理解が少なく保健行動が得られにくい。さらに、障害者の保護者や施設職員が歯科保健に無関心であったり、歯科治療を受ける機会を与えられず放置されると、未処置歯が増加し重症化する。
- う蝕の治療が終了した知的障害者は、継続的な歯科保健管理がなされないと、重症化した二次う蝕が発見される場合がある（図4）。

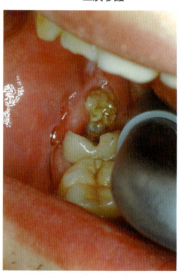

図4　重症化した二次う蝕
治療後、定期健診のリコールに応じなかった知的障害者の重症う蝕。治療後の管理が大切である。

- 重度の知的障害者は、言葉によるコミュニケーションが少なく口唇と舌の運動による自浄作用が乏しいため、口腔が慢性的に不潔になりやすく、う蝕が重症化しやすい。
- ブラッシングが自立している障害者は、保護者や施設職員が十分に磨けていると過信して障害者本人に任せきりにし、介助磨きをしないことがある。このような場合、う蝕が重症化してから見つかることがある。
- 自閉スペクトラム症（自閉性障害）は、食に対してこだわりをもつ患者がいる。特に、甘味へのこだわり、清涼飲料水やスポーツドリンクなどへのこだわりからう蝕が多発しやすい。また、治療しても、こだわっているものを制限できないと二次カリエスになりやすい。 　　二次カリエス
- 上顎が劣成長であるダウン症候群や口蓋裂などは、不正咬合になりやすく、加えて歯磨きの能力にも限界があり、う蝕が発生しやすく重症化しやすい。
- 統合失調症は、口腔内にう蝕があることに気がついていても、受診の意欲がなくなり歯科疾患が進行し重症化しやすい傾向にある。
- 脳性麻痺にみられるエナメル質減形成の歯面にプラークの付着が加わるとう蝕が発生しやすく[3]、また、摂食嚥下機能障害のために軟らかい食形態の食事を摂取していると、口腔内に食物残渣が多くなりやすく、長時間にわたり停滞してう蝕の原因となる。 　　エナメル質減形成　摂食嚥下機能障害

2 歯周病の予防

おぼえよう

①障害者は、若年の歯肉炎を契機として、加齢とともに重篤な歯周炎へと移行する。
②障害者の歯周病予防は、初期治療をできるだけ早期から行い、セルフケア、プロフェッショナルケアを持続することで、良好な状態を保つことができる。
③ブラッシングの自立が困難な障害者の歯周病予防は、介助者の積極的な協力を必要とすることから、モチベーションが重要である。

1 歯科医師とのチームワーク

　障害者の歯周病の予防および治療においては、それぞれに異なる問題やニーズに応じた治療やケアが求められるため、歯科医師との緊密な連携が重要である。また、障害者の歯周治療においては、歯科医師が診断と治療方針を決め、そして、歯科衛生士が歯周ポケットの検査やブラッシング指導、スケーリング 　　歯周ポケット

第10章　障害者歯科の予防処置

などの歯周基本治療を行うが、障害のもつ特性から治療計画書どおりに進まないことや途中で計画を見直さなければならない状況になることもある（**表1**）。また、積極的なPMTC（professional mechanical tooth cleaning）を行うことが望ましいと判断する場合や、患者の状態によっては静脈内鎮静法や全身麻酔を用いた治療となり、高次医療機関への紹介が必要となることがある。そのため、患者の口腔内状況や全身状態の微妙な変化を見逃さず歯科医師へ報告し、情報を共有しながら進めていくことが重要である。

歯周基本治療

PMTC

表1　障害者の積極的な歯周治療を制限する原因

①自力では適切な口腔ケアができない
②プラークコントロールが困難（口腔清潔状態不良）
　（歯周外科の適応症とならない）
③口腔ケアに関する関心や理解がない
④精密な検査（ポケット測定など）が困難
⑤歯科治療への適応が困難（協力が得られない）

（緒方克也監修：歯科衛生士のための障害者歯科，第3版. 東京：医歯薬出版，227，2006. 一部改変）

❷ 障害と歯周病の関係

　障害者は、ブラッシングの自立が困難であるため、**歯周疾患の罹患率が高い**といえる。その多くは障害に直接起因したものというより清掃不良によるものが多く、若年の歯肉炎を契機として加齢とともに重篤な歯周炎へと移行する。また、**表2**に示すような障害に特異的な歯周病もあるが、口腔ケアの状態によりその症状にも大きな違いが生じる[4]ために、かかりつけ歯科医院における歯科衛生士による口腔管理が強く期待される。

1）知的障害者の歯周病の特徴

　口腔の健康を維持するための手段として、セルフケアは重要であるが、理解

PMTC

アクセルソンが提唱したPMTCは、アクセルソン自身が開発したコントラにチップ（エバーチップなど）をつけて歯面清掃することで、器械を用いた清掃としている。ところが、今日ではPMTCの用語が一人歩きをして、必ずしもアクセルソンが指定した器具を用いていなくても、PMTCと称していることが多い。そこで本書でも、専門職が一般のコントラや超音波スケーラーなどを使用して歯面清掃を行った場合、PMTCの名称を用いた。

歯周病
罹患率
歯周疾患

表2　障害別の歯周病の特徴

知的障害	口腔衛生の理解力不足 治療や口腔清掃の不協力 口腔感覚の異常、筋の低緊張による食渣の残留
肢体不自由	口呼吸による口腔乾燥 過敏や咬反射による口腔清掃困難 歯列不正による口腔清掃困難 過度の顎運動や咬合圧による外傷性咬合
精神障害	唾液分泌の減少による口腔乾燥、自浄作用の低下 活動性の低下による口腔清掃の不徹底 感覚の鈍麻による食渣の残留 食事や睡眠の不規則
てんかん	抗てんかん剤による歯肉の炎症と肥大 抗てんかん剤による精神症状、もうろうや不機嫌による口腔衛生に対する意識の低下
重症心身障害	軟性食品の摂食と咀嚼能力の低下による自浄作用の低下 経管栄養者において歯石沈着が著明である 歯列不正による口腔清掃困難

（森崎市治郎：障害者の歯科保健指導の留意点と指導の実際. 全国歯科衛生士教育協議会監修：最新歯科衛生士教本 障害者歯科. 東京：医歯薬出版，127，2003. 一部改変）

172

2．歯周病の予防

が困難な知的障害者はブラッシングの自立が難しく、多量のプラークが付着し、また、歯石沈着や発赤、あるいは腫脹が著明で出血しやすい歯肉炎が多くみられる。日常的に介助磨きが行われても、障害の程度と介助者の歯磨きの技量によりプラークを完全に取り除くことができず、口腔内はさまざまな状況を呈する。また、歯磨きが自立していると判断されてしまった障害者はブラッシングも本人任せとなるため、プラークが付着したまま放置され、歯周病の罹患率が高くなる傾向にある。

歯石沈着

ダウン症候群は、若年で歯周病を発症し進行しやすい。原因は、歯周病原細菌の早期定着、全身的要因として早期老化に伴う歯周組織の脆弱化や免疫機能の異常による易感染性、局所的要因として不正咬合、不必要な口腔習癖、唾液成分の変化などが挙げられている[5]。よって、ダウン症候群においては、早期からの歯科的健康管理が重要である。また、先天性心疾患に伴う感染性心内膜炎の予防にも配慮が必要である。

歯周病原細菌

口腔習癖

感染性心内膜炎

2）脳性麻痺者の歯周病の特徴

脳性麻痺者は、口呼吸による口腔乾燥やてんかんを合併していることがあり、口腔の自浄作用も低下し口臭や歯石沈着が多い。さらに、麻痺側の口腔内に食物が滞留しプラークが堆積しやすく、歯肉炎になりやすい。また、口腔過敏や不随意運動によりブラッシングも困難である場合が多い。脳性麻痺に伴う全身の筋緊張は、咀嚼筋の緊張によるくいしばりや過度の咬合圧となって咬合性外傷を引き起こす。特に、くいしばった状態での下顎の側方運動による歯にかかる側方圧は、歯周組織の急速な破壊をもたらす[6]。脳性麻痺者の歯周治療は、原因の除去が困難であり治療が難しいことから、プラークコントロールが重要である。

口腔乾燥

口腔過敏
不随意運動
筋緊張
咀嚼筋
咬合性外傷

3）てんかんのある人の歯周病の特徴

抗てんかん薬であるフェニトイン服用者の約半数に薬物性歯肉増殖症がみられる。服用量が多いほど、またプラークや歯石、不正咬合などの歯肉炎誘発因子が多いほど、歯肉増殖症は重症になる[7]。さらに、歯肉増殖症があるとブラッシングが困難となり、プラークや歯石が沈着し、歯肉炎や歯周炎となり歯周ポケットが形成され重症化する。また、固定や歯肉切除術などの歯周外科治療は、保護者や施設職員の積極的な協力を必要とし、ブラッシングが不良であると再発する頻度が高く、重症な再増殖をきたしてしまうことがある。

フェニトイン

歯周ポケット

歯肉切除術
歯周外科治療

4）統合失調症の歯周病の特徴

統合失調症患者の多くが服用している抗精神病薬は、副作用として唾液分泌低下をもたらす。また、唾液減少に伴う自浄性低下、口腔細菌叢の変化、刷掃不足などにより、う蝕や歯周疾患が多発しやすい[8]。

抗精神病薬

❸ 歯周病の予防処置と管理

　障害がある人でも歯周治療は一般の歯周病患者と同様であり、プラークコントロールやスケーリングが歯周基本治療の中心となる。障害者の歯周病を予防するために最も必要なことは、ブラッシング指導、スケーリング、あるいはルートプレーニングといった初期治療に、できるだけ早期から積極的に取り組んでいくことが、障害者歯科における歯科衛生士の重要な役割である。また、障害者の歯周病の予防と管理は、障害の特性を考え学齢期頃より始めることがよいと考えられる。

ルートプレーニング

1）歯肉炎の段階での予防

　ブラッシングの自立が困難な障害者は、プラークの蓄積により歯肉炎となりやすい。日常的な口腔ケアにおいて歯肉縁上プラークのコントロールができなければ歯肉縁下のプラークコントロールは困難である。そのため、歯肉縁上プラークのコントロールを目標として指導を行う。日常のケアにおいては、障害者本人が磨けない部分を介助者に委ねることになるので、介助者へのモチベーション（図1）が重要である。介助者の協力が得られ、歯肉炎の段階で適切な口腔衛生指導とメインテナンスを行うことで、重度歯周炎への移行を予防することができる。

歯肉縁上プラーク

モチベーション

メインテナンス

---

1. 障害者の口腔内を把握し問題点を考える。
   障害者の口の中がどういう状況であるかを知らせる

2. 介助者に、歯周病の原因や問題点を理解してもらう。
   実際に口腔内にて歯肉の発赤、腫脹、排膿、ポケット、プラークなどを示し
   その存在を認識してもらう

3. 治療の解決方法を提示し一緒に考える。
   積極的に治療に参加してもらえるよう介助者の心を動かす要素を見つける

4. 歯周疾患改善のために、プラークコントロールを励行してもらう。
   介助者は多忙であるので、可能な範囲でできることを探して実行に移してもらう

5. 障害者の口腔内に合ったプラークコントロールを指導する。
   障害者自身の口腔内の変化（歯肉からの出血の減少、
   歯肉の形態の変化など）に気づいてもらう

6. 介助者にプラークコントロールの有効性を理解してもらい、習慣化してもらう

※介助者へは傾聴の姿勢で、プラークコントロールの確立につながるよう、
十分に時間をかけて根気よく継続して行うことが大切である

図1　介助者へのモチベーションのステップ

2）無理のない歯周治療計画の立案

　障害者の歯周治療計画を立案する際には、障害者本人と介助者それぞれについて配慮する必要があり、無理のない歯周病管理プログラムを立案することが重要である。歯周病は、現在から未来に向けて経時的に連続していく慢性疾患であるが、障害のもつ特性から歯周治療は困難であることが多い。「治す」ということよりも「悪化させない」という視点で、実行可能な長期の管理計画を立てることも必要であると考えられる。

3）メインテナンスの重要性

　歯周病を再発させず、健康な状態を維持していくためには、メインテナンスが重要である。しかし、継続して来院してもらうことを、障害者本人ではなく介助者に理解を求める必要がある。介助者へは、口腔内のリスクとなる部位を情報としてきちんと伝え、担当歯科衛生士と情報を共有すること、そして、介助者自身が定期的に歯科医院へ来院しなければならないという気持ちにさせることが、メインテナンスを途切れさせないポイントである。

　メインテナンスの間隔については、患者の口腔内の状況とセルフケアの状態などを評価し、経時的にみてどれくらいの日数で炎症が再発するかを考えて、トラブルが起きる前に次回のメインテナンスの予約を設定することが望ましい。また、介助者は障害者の日常の世話に追われゆとりがない場合もあることから、無理のない範囲で協力を求めることも大切である。

4　歯周治療の限界

　ブラッシング指導、スケーリング、ルートプレーニングなどの歯周基本治療は、どのような障害者でも実施することが可能である。しかし、固定や歯周外科治療などの実施は、プラークコントロールがより困難となり、反対に予後不良となるおそれがあり、慎重を期すべきである[9]。歯肉切除術などの歯周外科を行う場合は、保護者や施設職員の積極的な協力を得る必要がある。

（石黒千代栄）

引用文献

1）緒方克也監修：歯科衛生士のための障害者歯科，第3版．東京：医歯薬出版，210，2006．
2）緒方克也監修：歯科衛生士のための障害者歯科，第3版．東京：医歯薬出版，208，2006．
3）緒方克也監修：歯科衛生士のための障害者歯科，第3版．東京：医歯薬出版，204，2006．
4）日本障害者歯科学会編：スペシャルニーズ デンティストリー 障害者歯科．東京：医歯薬出版，294，2009．
5）日本障害者歯科学会編：スペシャルニーズ デンティストリー 障害者歯科．東京：医歯薬出版，298，2009．
6）森崎市治郎，緒方克也，向井美惠編：障害者歯科ガイドブック．東京：医歯薬出版，223，1999．
7）日本障害者歯科学会編：スペシャルニーズ デンティストリー 障害者歯科．東京：医歯薬出版，142，2009．
8）日本障害者歯科学会編：スペシャルニーズ デンティストリー 障害者歯科．東京：医歯薬出版，123，2009．
9）栗原多恵，石黒千代栄ほか：障害者への歯周疾患管理と予防．酒井信明，緒方克也監修：歯科衛生士のための障害者歯科，第2版．東京：医歯薬出版，215，2001．

第10章 障害者歯科の予防処置

やってみよう

以下の問いに○×で答えてみよう（解答は巻末）

1. う蝕予防に、フッ化物の応用は効果的である。
2. う蝕予防に、シーラントは効果的である。
3. フッ化物の応用は、家庭のみで行うべきものである。
4. シーラントは、咬合面のみに対するものである。
5. シーラントは、すべての臼歯に行うべきである。
6. 障害者のう蝕は、一般的にその障害と直接的な関係がある。
7. 障害者において、定期管理はとても重要である。
8. ブラッシングが自立している障害者でも、介助磨きが必要である。
9. てんかんを有する患者は、歯周病に対する管理が必要である。
10. 十分な協力が得られない障害者へのシーラントは、術式を一部省略しても行ったほうがよい。
11. 障害者の歯周疾患の多くは、障害に直接起因したものが多い。
12. 知的障害者は、理解力不足などによりブラッシングの自立は難しい。
13. ダウン症候群は、若年で歯周疾患を発症し進行しやすい。
14. 脳性麻痺者においては、健側（麻痺側の反対側）の口腔内に食物が滞留しやすい。
15. フェニトインを服用しているてんかん患者の約半数に、歯肉肥大がみられる。
16. 統合失調症患者が服用している抗精神病薬は、副作用として唾液分泌亢進をもたらす。
17. 障害がある人の歯周治療は、一般の歯周疾患患者と異なる。
18. ブラッシングの自立が困難な障害者に対しては、まず歯肉縁下のプラークコントロールを目標として指導する。
19. 障害者の歯周治療計画立案においては、介助者への配慮が必要である。
20. 歯周病治療後、健康な状態を維持させるためには、メインテナンスが重要である。

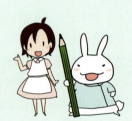

第11章
医療連携と福祉との連携

1. 医療連携と連携医療
①医療連携
②連携医療

2. 障害者関連の他職種

3. 他の機関への依頼、紹介状

4. 障害者歯科のなかの福祉

第 11 章　医療連携と福祉との連携

1　医療連携と連携医療

おぼえよう

①障害者歯科における障害者歯科センターと診療所間での連携を、医療連携という。
②障害者歯科にかかわるさまざまな医療・福祉職がチーム医療を形成する。

1　医療連携

医療連携

　地域の歯科医療機関が受け容れた障害者に、行動上の問題や呼吸など全身状態の管理、あるいは専門性を必要とする疾患があったため、紹介状を添えて二次、三次の歯科医療機関へ紹介することがある。これを、病院と診療所との連携から**病診連携**という。さらに、診療所と他の診療所間で連携することや、障害者歯科センターと診療所間で連携することもある。このような連携を医療連携という。行動管理、治療や診断内容の専門性、処置の難易度などが、医療連携が必要となる理由である。医療連携は、専門医療機関から地域の診療所への連携が求められることもある。たとえば、全身麻酔下に歯科治療が終了したあと、日常の管理を地域の歯科診療所へ依頼するという連携である。この高次医療機関から地域への連携は、地域医療にとって大切な連携であり、障害者福祉でいうところの地域移行と同じ考えである。ノーマライゼーションの考えで、日常的に歯科保健管理を日常生活のなかの歯科医療機関で支援するという考えである。

病診連携

2　連携医療

連携医療

　障害者の歯科医療は、医療の分野だけで完結しない。たとえば、日常的な歯科保健の維持は保護者や施設職員の支援を必要とする。つまり、福祉の現場や福祉のプログラムにつなぐことで、1 人に必要な歯科保健が維持できることになる。この医療機関と福祉とのつながりのなかで進められる障害者歯科医療を**連携医療**と呼ぶ。厚生労働省はチーム医療の大切さを唱えており、地域の歯科医師が 1 人で解決するのでなく、必要なチームを組んで医療の質を維持することの大切さを唱えている。また、要介護高齢者や障害者に対して質の高い治療やケアを提供するため、さまざまな機関や専門職（次項参照）による多職種連携が求められる。障害者歯科では多くの福祉サービスを統合し、顔の見える関係づくりを進めながら、円滑な日常生活上の支援を行うことが目的になる。

多職種連携

178

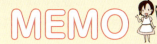

連携医療

例1　保護者が高齢者となり、子どもである自閉スペクトラム症（自閉性障害）者が歯科医院へ通院するための介助ができなくなった。そのため、福祉サービスのなかの行動支援を利用し、自閉スペクトラム症（自閉性障害）をよく知っている福祉サービスの職員が患者に付き添って歯科受診を支援した。そのことで、いつもと同様に口腔清掃が可能となり、健康維持を続けることができた。

例2　乳児期から管理している2歳11か月の幼児の様子から、発達に問題があることにかかりつけ歯科の歯科衛生士が気づき、院長に相談した。言葉が遅いだけでなく、行動を見ても落ち着かず医院の中を走り回っていた。院長は歯科衛生士と相談し、来月3歳児歯科健康診査（3歳児健診）があることに気づき、言葉が遅いことを気にしていた母親に、3歳児健診でそのことを相談できるように連絡しておくことの了解を得て、健康福祉センターの健診担当者に歯科での様子を伝えた。これにより、3歳児健診時に発達心理担当者と面談し、神経発達症（発達障害）であることがわかり、早期療育につながった。

2　障害者関連の他職種

①**医師**：医科・歯科連携の最も重要な役割をになっている。大部分の障害児・者は医師が主治医であることが多く、歯科治療にあたり主治医との情報交換（対診）は必要である。医師も内科、小児科、精神科、整形外科、児童精神科、リハビリテーション科などさまざまな専門領域があり、細分化されている。

②**看護師、保健師**：障害児・者の医療や介護にかかわり、特に施設の看護師としての役割は重要である。介護職などに対して、医療的ケアあるいは看護などへの指導的な役割もになっている。歯科衛生士が不在の施設や病院では、口腔ケアを中心とした保健・衛生の管理を行っている。

③**栄養士、管理栄養士**：施設や病院に入所や入院している傷病者や障害者に対して、全身状態や活動状態にあわせた栄養管理と指導を行う。摂食嚥下障害の患者や高齢者に対して、食事内容、食形態、調理法などについて専門的に指導や助言を行う。

④**理学療法士（PT；physical therapist）**：理学療法を行うリハビリテーションの専門職である。福祉用具の選定や住宅改修、在宅ケア、生活習慣病の予防などの業務も含まれる。

⑤**作業療法士（OT；occupational therapist）**：日常生活の基本的な活動や、手芸・工芸・絵画・園芸といった作業活動を用いて、機能の回復・維持をサポートするリハビリテーションの専門職である。

⑥**言語聴覚士（ST；speech-language-hearing therapist）**：言葉の発達

医師
看護師 保健師
栄養士 管理栄養士
理学療法士
作業療法士
言語聴覚士 → p.160 MEMO 「言語聴覚士」参照。

第11章　医療連携と福祉との連携

の遅れ、脳卒中後の失語症、口唇・口蓋裂の構音障害などに対応する。摂食嚥下障害に関係する口腔機能の評価・診断を行うために、歯科医療関係者と連携することが多い。

⑦社会福祉士：ソーシャルワーカーの国家資格であり、高齢者・障害者・児童などのすべての領域を対象とした相談援助などの社会福祉業務に携わる福祉専門職である。

社会福祉士

⑧精神保健福祉士：精神科病院その他の医療施設において、精神障害の医療を受けている人、または精神障害者の社会復帰の促進を目的とする施設を利用している人に対して、相談・助言・指導・訓練その他の援助を行う国家資格の福祉専門職である。

精神保健福祉士

⑨介護福祉士：ケアワーカーの国家資格であり、高齢者・障害者の入浴・排泄・食事などの直接的な介護と、高齢者・障害者本人および家族などの介護者を対象とした介護指導を行う福祉専門職である。

介護福祉士

⑩介護支援専門員（ケアマネジャー）：介護保険法に基づいて定められた、ケアマネジメントの専門職。

介護支援専門員（ケアマネジャー）

⑪その他：相談支援専門員、ホームヘルパー、障害者ガイドヘルパー、生活指導員、児童相談員、児童自立支援相談員、民生委員、ケースワーカー、福祉司、身体障害者相談員、社会福祉施設介護職員など、多くの福祉関連の職種が挙げられる。教育関連職として、保育士、特別支援学校教員、養護教諭、心理療法士、臨床心理士などがある。

3 | 他の機関への依頼、紹介状

①医科医療機関への依頼

照会文書は、患者の背景や主訴、歯科的問題点と治療内容の予定などを記載のうえ、医科医療機関への問い合わせの内容をわかりやすく記載する。具体的には、内科疾患名、障害名、臨床検査値、既往歴、現在の全身状態および服用薬剤などを問い合わせる。

医科医療機関への依頼
照会文書

②歯科医療機関への依頼

歯科医療機関への依頼は、紹介元と紹介先への医療機関の機能によって対応が分かれる。一次医療機関である一般歯科診療所から二次・三次医療機関への依頼は、その内容を明確にして紹介状を作成する。すなわち、一般歯科診療所での対応が困難な障害や多発う蝕などの口腔内状況により、全身麻酔下もしくは全身管理が必要な場合など、その旨を記載したうえで紹介する。

歯科医療機関への依頼

紹介状

逆紹介システムが平成24年度の保険診療で導入され、二次医療機関で定期検診中の障害者を、一次医療機関に紹介するケースが多い。

逆紹介システム

③福祉関係機関への依頼

福祉関係機関へは、障害児・者の口腔管理や、摂食嚥下への対応や支援を依頼することが多い。そのために、歯科医師や歯科衛生士からは、普及型の口腔ケアに関する教育、情報および具体的方法の提供、専門的口腔ケアの提供、口腔内状況の情報提供などが求められる。

4 障害者歯科のなかの福祉

①社会資源としての一般歯科診療所

障害者歯科の患者は、さまざまな障害や生活の困難を有しているために、その医療や生活支援のための医療・福祉サービスを受けていることが多い。そして、障害者の口腔衛生の維持・管理は、歯科側だけでは達成できず、福祉と歯科医療が連携して行う。このように、障害者の QOL の維持には医療と福祉の双方の連携が必要であり、そのために、歯科医師会や歯科医療機関は福祉のなかでは大切な社会資源の一つになる。

さらに、地域の歯科診療所は、医療資源、健康管理者、専門相談先、地域福祉のキーパーソン、インフォーマルサポーターとしての役割を有しており、地域における障害者歯科は、地域福祉サービスに必要な社会資源としての役割や、福祉と連携した医療を提供するという考え方が重要である。

社会資源

インフォーマルサポーター

②障害者歯科における困難事例と福祉との連携

福祉との連携が必要な具体的な事例として、通院が困難な事例、在宅、施設あるいはグループホームなどでの障害者に対する口腔保健支援の困難な事例、歯科治療の同意と決定についての困難な事例、経済的貧困による困難な事例、保護者の高齢化による困難な事例など、さまざまな福祉専門職による連携がなければ解決できない事例が多くみられる。

③まとめ

以上のように、地域における障害者への歯科医療では、福祉とのかかわりが重要である。地域の障害者歯科は、福祉との連携をもつことにより、障害者の権利擁護を推進していく社会的な役割をになっている。そして、障害者歯科の実践は、障害者の歯科診療を中心とした医療と、口腔保健や食べることへの生活を支援する福祉との連携の両輪である。

（玄　景華）

参考文献

A）角　保徳，西田　功：高齢者歯科医療の確立を―医療連携の必要性―. 日歯医師会誌 2009；62（2）：17-20.

B）長田　豊：地域における障害者歯科，障害者歯科とチーム医療の役割および関連職種. 日本障害者歯科学会編：スペシャルニーズ デンティストリー 障害者歯科. 東京：医歯薬出版，25-32，2009.

第 11 章　医療連携と福祉との連携

> **やってみよう**
>
> 以下の問いに○×で答えてみよう（解答は巻末）
> 1. 医療連携とは、医療機関と福祉施設が連携して行う医療である。
> 2. 連携医療とは、患者を中心として医療機関その他の社会資源が連携することである。
> 3. 障害者歯科に関連する多職種に、保育士がある。
> 4. OTとは理学療法士のことで、理学的理論に沿って身体機能の訓練を行う。
> 5. STとは聴こえと言葉の訓練士であり、摂食嚥下の訓練も行う。
> 6. 地域の障害者歯科医療では、福祉との連携は必要ない。
> 7. 歯科医院や歯科医師会は、福祉のなかでは社会資源とされる。

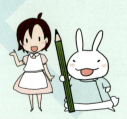

索引

A
ADHD　28, 54
ADL　66, 135
AED　98
ASD　53

C
CPR（心肺蘇生）法　99

D
DSM-5　29

H
HIV 感染症　46
Hugh-Jones の分類　91

I
ICD-10　26

L
LD　28, 55

N
NYHA の心機能分類　91

P
PMTC　143, 172

Q
QOL の向上　119

R
ROM　153
RSST　152

S
Shaker exercise　156

T
TEACCH プログラム　114
Tell-Show-Do 法（TSD 法）　111
TLC（tender loving care）　110

W
WISC-Ⅳ　30

あ
アイスマッサージ　157
悪性症候群　90
アスペルガー症候群　53
アテトーゼ型　39
アルツハイマー病　27, 51
安全性　124
安楽性　124

い
医科医療機関への依頼　180
易感染性　118
息こらえ嚥下　159
異型狭心症　102
意識嚥下　158
異食　34
胃食道逆流症　44
一次救命処置（BLS）　105
一過性脳虚血発作　103
医療安全　11

医療連携　12, 178
院外心肺停止（OHCA）　99
陰性症状　49
院内心肺停止（IHCA）　99

う
うつ熱　90
うつ病　27, 50, 134
うなずき嚥下　159
運動および姿勢の異常　39
運動ニューロン　42

え
エナメル質形成不全　41
エナメル質減形成　171
嚥下訓練　157
嚥下造影検査　152
嚥下反射　82
嚥下補助床　159
遠城寺式乳幼児分析的発達検査法　30, 165

お
嘔吐　32
おうむ返し　54
オーラルディスキネジア　50, 61
オペラント条件付け法　111
音声障害　162

か
開口保持　133
開口補助具　135
介護支援専門員（ケアマネジャー）　180
介護予防　65
改訂水飲みテスト　152
概念化能力　31
カウント法　114
学習障害　28, 55, 138
過食症　63
片麻痺　40
過敏　126, 131, 154
ガムラビング　156
感音性（難聴）　25, 45, 161
感覚運動　119
感覚過敏　54
眼間離開　33
環境面のアプローチ　124
眼瞼裂斜上　33
カンジダ菌　118
間接訓練　153
間接的他害　34
感染性心内膜炎　46, 119, 173
肝臓機能障害　46
緘黙　163

き
記憶障害　57
器械的抑制　113
気管支喘息　47
器質的口腔ケア　118
機能障害の診断　11
機能的口腔ケア　118
機能の 3 領域　120
機能面のアプローチ　125
逆紹介システム　180
救命の連鎖　99
仰臥位　124
狭心症　102
矯正視力　25

協調運動　119
強直間代発作　100
共同動作　75
強度行動障害　28, 34
拒食症　63
記録　139
筋萎縮性側索硬化症　26, 42
筋緊張　173
菌血症　119
筋ジストロフィー　26, 137
緊張性迷路反射　40

く
口呼吸　76, 126
口すぼめ呼吸　101, 153
くも膜下出血　103

け
経管栄養　41, 43
計算障害　55
継続的な健康管理　11
痙直型　39
系統的脱感作法　110
経皮的動脈血酸素飽和度（SpO$_2$）　93, 101
欠神　100
限局性学習症　28, 55, 138
健康管理　72
言語障害　25, 35, 164
言語聴覚士　160
言語発達障害　161
幻視　49
原始反射　40
幻聴　49
健忘効果　113

こ
誤飲　41, 104
構音　163
構音障害　42, 162
口蓋床　47
口蓋裂　47, 162
口腔衛生管理　137
口腔過敏　173
口腔乾燥　126, 173
口腔ケア　19, 44, 154
口腔習癖　173
口腔保健センター　10
咬合性外傷　173
交互嚥下　158
高次脳機能障害　56, 162
咬傷　45
口唇訓練　155
口唇マッサージ　132
口唇裂　47
抗精神病薬　50, 173
構造化　34, 54, 114
行動調整　11, 15, 80, 110
行動調整の方法（行動変容技法）　110
高二酸化炭素血症　89
咬反射　40
誤嚥　41, 61, 104
誤嚥性肺炎　90, 119, 152
誤学習　120
呼吸器機能障害　46
呼吸不全　101
国際障害分類　4
国際生活機能分類　4
固縮（強剛）型　39

索引

骨形成不全症　48
混合性難聴　25

さ
坐位　124
最善の利益　11
在宅酸素療法　47，101
酸蝕症　44
酸性食品　32

し
ジアゼパム　81，101
シーソー呼吸　93
シーラント　169
シェーグレン症候群　60
歯科医師会立歯科保健センター　12
耳介低位　33
歯科医療機関への依頼　180
歯科衛生アセスメント　139
歯科衛生介入　139
歯科衛生過程　139
歯科衛生ケアプロセス　142
歯科衛生計画立案　139
歯科衛生診断　139
歯科衛生評価　139
視覚支援　32，54，114
視覚障害　24，35，44
視覚障害者　134
視覚的なコミュニケーション　121
歯科疾患の診断　11
歯科保健管理計画　71
歯科保健行動　118
歯科保健指導　146
歯科保健への支援　11
思考障害　49
歯垢除去率　134
四肢麻痺　40
歯周基本治療　172
歯周外科治療　173
歯周病　172
歯周病原細菌　173
歯周ポケット　171，173
自傷　34
自浄作用　118
ジストニア　50
姿勢緊張調整パターン　41
歯石沈着　173
肢体不自由　26
失語症　25，58，162
失調型　39
歯肉縁上プラーク　174
歯肉切除術　173
自閉スペクトラム症　28，53，78，130，138
自閉性障害　28，53，78，130，138
社会資源　181
社会的障壁　2
ジャックナイフ様現象　39
重症う蝕　170
重症心身障害　43
周辺症状　51
障害者加算　5
障害者基本法　2
障害者権利条約　4
障害者歯科　10
障害者施設　145
障害者週間　4
障害者総合支援法　4
障害者の日　4

紹介状　180
障害の種類　72
照会文書　180
笑気吸入鎮静法　80，113
小腸機能障害　46
象徴モデル　112
衝動性　54
小児期発症流暢症（吃音）　163
静脈内鎮静法　81，113
食環境指導　152
食内容指導　152
書字障害　55
触覚過敏性　132
人格変化　51
心筋虚血　102
心筋梗塞　102
神経性食欲不振症　63
神経発達症　28，53，135
人工弁置換　46
心疾患の合併　33
シンシナティ病院前脳卒中スケール　104
心臓機能障害　46
腎臓機能障害　46
心臓血管疾患　119
心臓ペースメーカー　26
身体障害　36，46
身体障害者　24
身体障害者手帳　2
深部静脈血栓症　101
心房細動　103
心理面のアプローチ　125
診療補助　78

す
遂行機能障害　57
スクリーニング検査　152
ステロイド薬　47
スペシャルニーズ歯科　10
スモールステップ　32

せ
生活支援　11
生活の困難さ　29
清拭　131
精神障害者　134
精神障害保健福祉手帳　2
精神遅滞　26，29
清掃効率　121
正の強化因子　111
精密検査　152
生モデル　112
声門閉鎖訓練　153
舌訓練　154
摂食嚥下機能障害　171
摂食嚥下障害　42
摂食機能療法　153
舌接触補助床　159
セミファーラー位　124
セルフケア　119
線維束性攣縮　42
前歯咬断訓練　158
全身管理　72
全身性エリテマトーデス　60
全身麻酔　83
先天性心疾患　46
先天性風疹症候群　45
先天性無痛症　45

先天性無痛無汗症　45
前投薬　113
せん妄　51

そ
躁うつ病　50
双極性障害　50
早期老化傾向　33
象牙質形成不全　48
側臥位　124

た
大うつ病　50
タイムアウト法　112
ダウン症候群　33，44
多職種連携　178
脱感作　44，131
脱臼　55
多動性　54
田中ビネー式知能検査　30
単心室　46

ち
チアノーゼ　89，101
地域医療　11
チームアプローチ　47
窒息　104
知的障害　2，6，29，72，161
知的障害者　6，126
知能指数　26，29，165
注意欠陥多動性障害　28，54，135，139
注意欠如多動症　28，54，135，139
注意障害　57
中核症状　51
中枢神経　36
聴覚障害　25，44，161，164
超重度障害児（超重症児）　43
直接訓練　157
直接的他害　34

て
低緊張（弛緩）型　39
定頸　30
低酸素症　101
伝音性（難聴）　25，44，161
てんかん　40，62
てんかん発作　62，100
デンチャープラーク　118
点滴・注射器材　99
電動歯ブラシ　132
天疱瘡　61

と
統合失調症　49
透析　47
糖尿病　119
動脈血中の酸素濃度　82
トークンエコノミー法　111
トータルコミュニケーション　45
ドーパミン　61
読書障害　55
特別支援学校　146
特別支援教育　147
特別な配慮　10，14
徒手抑制　113
トリチャー・コリンズ症候群　48
取りつくろい反応　51

な

喃語 30
難治性てんかん 43
難聴 45
難病 59

に
ニコルスキー現象 61
二次う蝕 170
二次カリエス 171
二次障害 31
日内変動 51
ニトログリセリン 103
二分脊椎 49
日本版デンバー式発達スクリーニング検査 30
認知機能 31, 51
認知症 27, 51
認定歯科衛生士制度 10

の
脳血管障害 51
脳血栓 103
脳梗塞 52
脳性麻痺 26, 36, 39, 162
脳性麻痺者 131
脳塞栓 103
脳卒中 78, 103
脳内出血 103
脳の萎縮 51
能力面のアプローチ 125
ノーマライゼーション 3, 15

は
パーキンソン病 61
バイオフィルム 118
肺血栓塞栓症 101
バイタルサイン 91, 96
ハイムリック法 105
白衣高血圧症 95
破折 55
バッグバルブマスク 98
発達検査 30, 73, 111, 165
発達障害 28, 53
鼻マスク 81, 113
パニック 54, 131
歯の酸蝕 32
パルスオキシメータ 41, 101
バンク・ミケルセン 3
反芻 32
半側空間無視 58

ひ
鼻咽腔閉鎖不全 47

被害妄想 51
非協調性不随意運動 39
非言語コミュニケーション 53
ビスホスホネート 47
非対称性緊張性頸反射 40
表出言語 160
病診連携 178

ふ
ファーラー位 124
ファロー四徴症 46
フェイスマスク 98
フェニトイン 63, 173
フォーハンドシステム 75
福祉機関 12
複数回嚥下 158
不顕性誤嚥 44
不随意運動 50, 131, 173
不注意 54
フッ化物歯面塗布 168
フッ化物洗口剤 168
フッ化物配合歯磨剤 168
負の強化因子 111
プラーク 126
ブラキシズム 41
ふらつき 81
フルニトラゼパム 81
ブローイング訓練 153
プロフェッショナルケア 133
プロポフォール 83

へ
平衡機能障害 25, 46
ベーチェット病 60
偏食 53

ほ
ボイスコントロール 124
膀胱・直腸機能障害 46
ホームケア 168
保護床 45
捕食訓練 158
補聴器 25, 45
ボバースの反射抑制姿勢 41

ま
麻酔科医 83, 113
慢性呼吸不全 101
慢性閉塞性肺疾患 101

み
味覚障害 46
ミダゾラム 81

む
無（減）汗型外胚葉異形成症 48
むせ 44, 82

め
メインテナンス 174
めまい 46
メンデルゾーン手技 156

も
妄想 49
モチベーション 134, 174
モニタリング 41
物忘れ 51

や
薬物性歯肉増殖症 41, 63

よ
陽性症状 49
抑うつ状態 50
横向き嚥下 159

り
理解言語 160
罹患率 172
立位 124
療育手帳 2, 137
両麻痺 40

る
ルートプレーニング 174

れ
レストレーナー 112
レスポンスコスト法 111
レディネス 110
連携医療 178

ろ
聾 25, 45
労作性狭心症 102
ロバン連鎖（ピエールロバン症候群） 48

わ
ワルファリンカリウム 101

やってみようの解答

章	1	2	3	4	5	6	7	8	9	10	11	12	13	14	15	16	17	18	19	20	21	22	23	24	25	26	27	28	29	30
1	○	○	×	○	×	○	○	×	○	×																				
2	○	×	○	○	×																									
3	○	○	×	×	○	○	○	○	○	○																				
4	○	○	○	×	○	○	×	○	×	○	○	○	×	○	○	○	×	○	○	○	×	○	○	○	×	○	○	○	×	○
5	×	○	×	○	○	○	×	×	○	○	○	○	×	○	×	○	○	×	○	×	○	×	○	○						
6	○	○	○	○	○	○	○	○	○	○	○	○	×	○	○	○	○	○	○	×	○	○								
7	○	○	○	○	○	○	○	○	○	○	○	○	○	○	○	×	○													
8	○	○	○	○	×	○	○	○	○	○	○	○	○	○	○	○	○	○	○	×	○	○	○	○	○	○	○	×	○	
9	○	○	○	○	○	○	○	○	○	○	×	○	○	○	○	○	○	○	○	○										
10	○	○	×	×	×	×	○	○	○	×	○	○																		
11	×	○	○	○	×	○	×	○	○																					

この度は弊社の書籍をご購入いただき、誠にありがとうございました。
掲載内容に更新や訂正があった際は、弊社ホームページ「追加情報」にてお知らせいたします。下記のURLまたはQRコードをご利用ください。

http://www.nagasueshoten.co.jp/extra.html

歯科衛生士講座 障害者歯科学 第2版			ISBN 978-4-8160-1365-2
ⓒ 2014. 3. 20 第1版 第1刷	編集主幹	緒方克也　柿木保明	
2019. 3. 28 第2版 第1刷	発 行 者	永末英樹	
	印 刷 所	株式会社サンエムカラー	
	製 本 所	新生製本株式会社	

発行所　株式会社　永末書店

〒602-8446　京都市上京区五辻通大宮西入五辻町 69-2
(本社) 電話 075-415-7280　FAX 075-415-7290　(東京店) 電話 03-3812-7180　FAX 03-3812-7181
永末書店 ホームページ　http://www.nagasueshoten.co.jp

＊内容の誤り、内容についての質問は、編集部までご連絡ください。
＊刊行後に本書に掲載している情報などの変更箇所および誤植が確認された場合、弊社ホームページにて訂正させていただきます。
＊乱丁・落丁の場合はお取り替えいたしますので、本社・商品センター(075 - 415 - 7280)までお申し出ください。

・本書の複製権・翻訳権・翻案権・上映権・譲渡権・貸与権・公衆送信権（送信可能化権を含む）は、株式会社永末書店が保有します。
・本書を代行業者等の第三者に依頼してスキャンやデジタル化することは、たとえ個人や家庭内の利用でも著作権法違反です。
　いかなる場合でも一切認められませんのでご注意ください。

JCOPY ＜(社)出版者著作権管理機構　委託出版物＞

本書の無断複写は著作権法上での例外を除き禁じられています。複写される場合は、そのつど事前に、(社) 出版者著作権管理機構 (電話 03-3513-6969、FAX 03-3513-6979、e-mail: info@jcopy.or.jp) の許諾を得てください。